和田秀樹・木村もりよ責任編集

「私だけの名医」の見つけ方かかり方

H&I

はじめに

評判のパン屋さんがほんとうにおいしいかどうかは、その店のパンを食べてみれば誰にでも判断できます。しかし、評判のクリニックがほんとうに自分にとって最善の医療を提供してくれるかどうかは、簡単には判断できません。日本ではパン屋さんも医療機関も自由市場の中にありますが、パン屋さんと違い、医療に関する情報・知識が消費者（患者）側に不足しているため、医者選びは簡単ではありません。

一方で医師に関する情報は、書籍やインターネット上など、世の中にあふれています。その多くは臨床数、手術数、論文数などに基づいたランキング形式で、患者目線での名医とは異なります。そのため、実際に診察を受けるとギャップを感じる人も少なくありません。SNS上には玉石混淆《ぎょくせきこんこう》の医療情報があふれ、患者側の混乱を増幅させています。コロナ禍を経て、この傾向はさらに強くなっています。

自分の健康は自分で守るしかない時代になってきた、コロナ禍後の日本。コロナ禍以前から「あるべき医療の姿」を提言してきた和田秀樹氏と木村もりよ氏が中心となり、患者にとって最良の医療を与えてくれる医師とはどのような存在なのか——本来あるべき医療の姿を示しながら、具体例を交えて紹介していきます。

『[私だけの名医]の見つけ方・かかり方』もくじ

考える
医師」の条件

ぎた医療現場。このような環境で「良い医療」「良い医師」を叫び続けてきた三人の医師に、いま求められる「新たな医

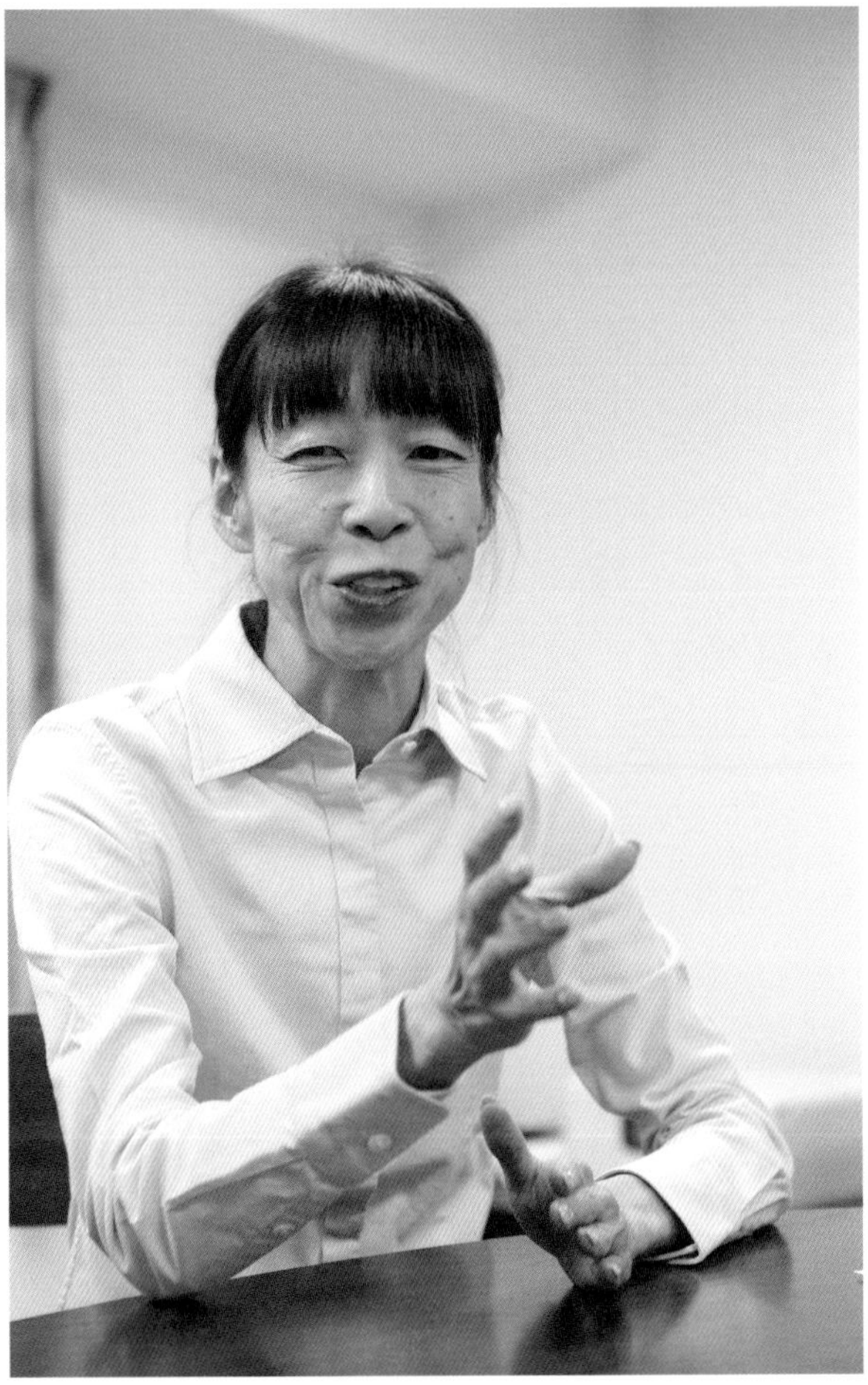

木村《きむら》もりよ
（医師、元厚生労働省医系技官）

×

和田秀樹《わだひでき》
（精神科医）

川崎市や尼崎市に見られる高齢者の偏在

木村　いまは高齢者の多くが開業医を訪れるわけですが、その中で高齢者の診療にずっと携わってきた両先生が、こういう医療のほうがいいよねとか、こういうお医者さんのほうが高齢者のためになっているよねという話を伺いたいと思います。人間にとって、ほんとうに幸せな人生とは何か。また、こういう医療との付き合い方のほうがいいとか、人生の終焉《しゅうえん》に向かって、助けてくれ、寄り添ってくれるお医者さんとはどういうタイプなのかをお聞きしたいと思います。

和田　私もお伺いしたいことがいっぱいあるんですよ。長尾先生は兵庫県の尼崎市で開業されていましたよね。

長尾　はい。私はもう引退して、次の世代にバトンタッチしたので、いまはボランティアとして医療相談を受けています。

和田　実は私も尼崎市と似たようなロケーションである川崎市で外来診療をやっているんです。川崎市の幸区は国道一号——旧・東海道が通るエリア。この地域はものすごく高齢化率が高い。

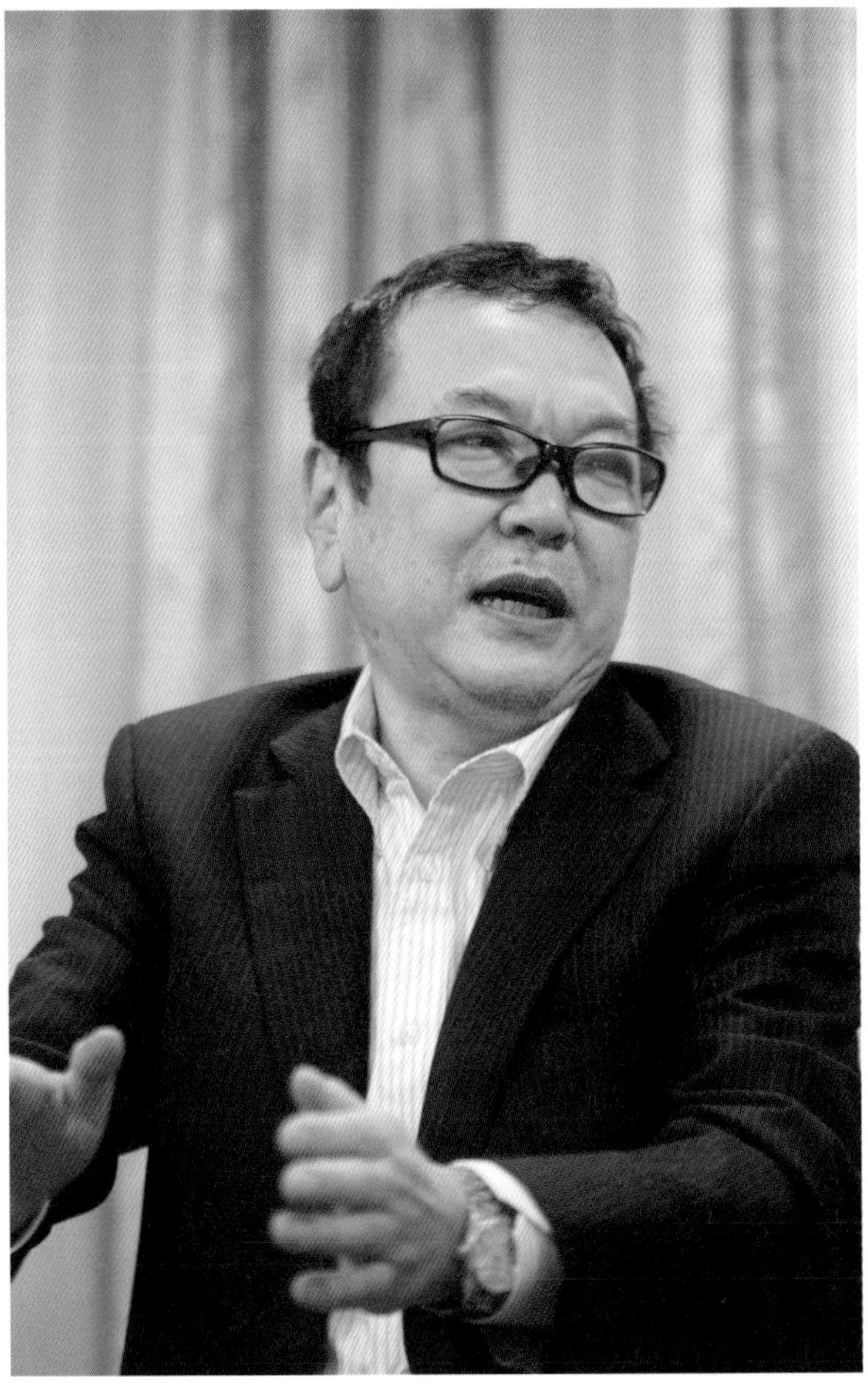

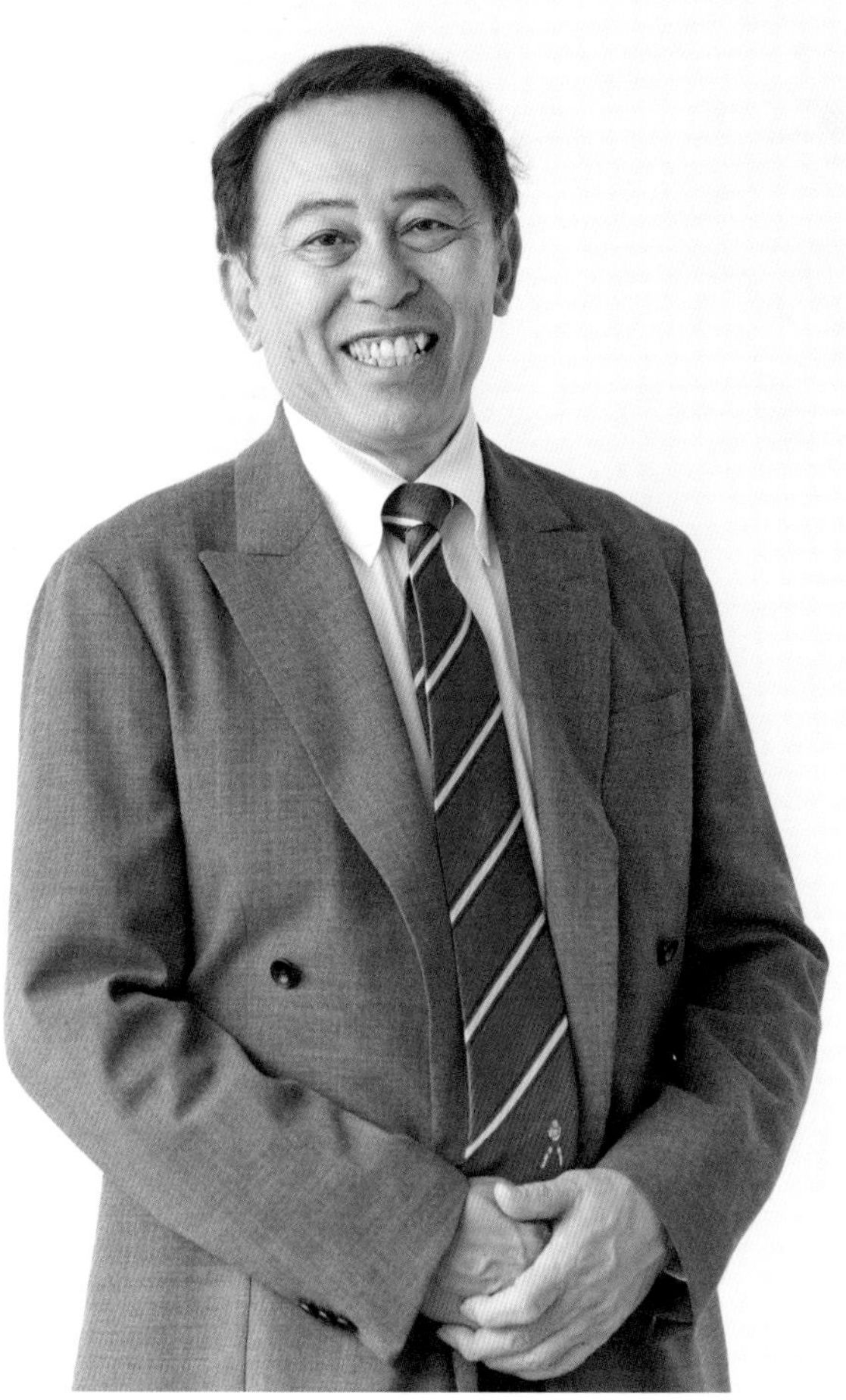

巻頭座談会

患者目線から「良い医療・

急激に膨張する高齢者医療。あまりにも専門化・細分化しす
の姿も変わりつつある。これまで医療現場やメディアで改革
療・医師像」について語ってもらった。

長尾和宏《ながおかずひろ》 ×
（医師、医学博士）

同じ川崎市内でも多摩区・宮前区・麻生《あさお》区は高級住宅地があったり、東急田園都市線や小田急線の沿線で、医療は恵まれているんです。臨海部も企業立の病院が多い。それに対して幸区は病院も少なく、歴史的に趣き深い地域ではあるのですが、高齢化率が半端なく高い。一般的に、地方は高齢化率が高くて、都会は高齢化率が低いと思われていますが、実はいまはそうでもなくなってきています。

例えば、関西だと千里ニュータウンは高齢化率が高いですし、東京なら高島平や多摩ニュータウンが高齢化率の高い地域です。これらの地域は戦後の高度経済成長期に整備され、同時期にファミリー世代がどっと入居した。そのため同世代の住民が多く、住民が一斉に高齢化しているのです。

私が住んでいる東京の本郷周辺から神田にかけても、高齢化率は高い。歴史はあるのですが、町が古いので当然高齢者が多いのです。

一方、東京でも豊洲から日本橋あたりは高層ビルが建ち、タワーマンションには高所得のファミリー世代が多く住むので、年齢層が若い。

私は、高齢者の偏在は都会の問題だと思っています。尼崎市周辺はどうなっているのかをお聞きしたいのです。

長尾 尼崎は川崎と似ています。川崎市も北の地域と南の地域で高齢化率が違いますよね。尼崎市も似ていて、工業とともに発展してきた歴史があるので、阪神沿線はいわゆる下町です。一方で、阪急沿線はファミリー層が増えていて雰囲気がまったく違います。そのため、市の南と北では医療のニーズもかなり異なります。当然、医療機関の雰囲気も違う。

尼崎市全体では65歳以上の高齢者人口は年々増えていますし、高齢化率は令和2年に29・6％だったのが、令和22年には35・8％になると予測されています。このままだと、高齢化率は全国平均で40％までいくでしょうから、それに応じて医療も変わっていかなければいけないと思います。

専門化した医療から総合診療科の充実へ

木村 実際に高齢者医療に携わってきた長尾先生は、高齢者にとって「良い医療」ではないとお感じになるケースに出合うこともあると思います。逆に、どういう医療

私の頭の中では、開業医というのは専門医ではなくて、患者のすべてを診なければならない存在だと思っています。（木村）

が良い医療だとお考えですか。

長尾　あまりに専門化、細分化しすぎた医療体制は患者さんから求められる医療だとは思えません。私は医学部の学生時代から総合診療の必要性を訴えてきました。総合診療とは大雑把にいうと、患者さんの抱える諸問題を総合的に診て、かつ介護との連携も担いつつ、家族医の役割を果たしながら必要なときに専門医に紹介状を書く。総合診療は医療界ではまだまだ少数派だと思いますし、医学部教育の段階での総合診療医の養成の取り組みは、まったく不足していると感じています。

　総合診療というと、長野県の佐《さ》久《く》総合病院を開院された若月俊一《わかつきとしかず》先生が生涯をかけて地域医療を発展させてきたり、聖路加《せいろか》国際病院の名誉院長であった日野原重明《ひのはらしげあき》先生も「プライマリ・ケア」というかたちで取り組んでこられました。でも、患者の心身を総合的に診て、臨機応変に対応できる総合診療医は、医者の全体から見ると少数派ですし世間的にも認知されていません。家庭医とか総合医ともいわれていますが、一般的ではないですね。

　在宅医療も、在宅専門クリニックが主流です。一つの医療機関、開業医で初診から最後の看取りまでするのが理想だけれども、現実にはなかなか難しい。私の場合、一人で看取りまでやっていた時代が10年近くありましたが、その後複数医師制にして、医師の数が３人になり、ついに20人になり、いまでは総勢１１０人を超えています。でも、そうなると別の問題も生じてきますが。

　例えば、夜間・休日の在宅往診に関しては常勤医だけでは対応できず、外部の医師に応援を頼むようになりました。ただ、担当する医者の中には大学病院のバイト医もいて、患者さんからすると質が悪くクレームになったり、治療費が高額になったりと、いろいろな問題が発生しています。

和田　長尾先生は開業した早い段階から、総合診療科を掲げられていますね。いまの「かかりつけ医」の問題点は、総合診療とまでは名乗らないけれども、開業した途端に総合診療の〝ふり〟をするというのがあります。

　例えば街の開業医で、内科で「往診もします、小児科もやります」と掲げているクリニックは多い。でも診察室に入ると、「循環器内科専門医」の認定書が貼ってある。結局、大きな病院にいたときは循環器内科医や呼吸器内科医だった人で、総合診療についてまったく学んでこなかったお医者さんが、開業したとたんに総合診療の〝ふり〟をする。

　実は、これは私ども精神科でも大きな問題なんです。カウンセリングとかをほとんどやったことがない人が、心療内科を名乗ったりする。日本では医者になれば、どのような診療科でも名乗れる。だからこそ、クリニックによって総合診療科の質の差が、すごく大きいと思うんです。総合診療科を名乗るのであれば、せめて一年でもいいので、総合診療科のある病院で修業なり研修なりをするシステムが必要だと思います。

木村　国自体が総合診療をめざすとしながら、実際のところはアメリカ型の専門医療に突っ走っているのが大きな問題だと思います。代々開業医の家系の家庭で育ってきた私は、開業医は医療全部ができなければいけないと思ってきました。父は外科医だったのですが、母の出産時には、父が子どもを取り上げてきました。私も弟も父に取り上げてもらったのです。だから私の頭の中では、開業医というのは専門医ではなくて、患者のすべてを診なければならない存在だと思っています。父は専門医という考えを、太平洋戦争のときに捨てたんだと思います。

　国も医学会も、「総合診療をめざしましょう」というのは掛け声だけで、実際の頭の中は違うんじゃないかと思っています。お金の問題で、開業医のほうが儲《もう》かるという理由で取り組んでいるのではないでしょうか。そもそも専門医といってもレベルに疑問の残る医者もいて、日本には「なんちゃって専門医」が多いような気がします。

長尾　患者さんを多面的に診ること、家族や生活背景まで診ること、地域全体を診ることをめざしている医師の組織に、「日本プライマリ・ケア連合学会」があります。近くで、何でも、いつでも相談できる総合診療医や家庭医を育てることをめざしていますが、一方で、総合診療を普及させて、質を高めるための勢いがないんです。日本プライマリ・ケア連合学会は、いちおう日本医学会には入っていますが、参加する人はごくわずか。彼らの力だけでは、残念ながら日本の高齢者医療を支えることはできないので、国は本気で推進すべきです。結局は地域でなんでも診てくれる人気のあるお医者さんが「かかりつけ医」の役割を果たしています。

　患者サイドからすれば、患者が受診したいと思ったときに、自由に受診先を選べる「フリーアクセス」が可能なので、口コミやネット情報で良いお医者さんを探すという自由競争の状態が続くことになります。でも、患者さんにすれば、具合が悪くてもどこに行けばいいのかわからない場合も多い。

　ワクチン後遺症などはまさにその代表です。ワクチンで具合が悪くなっても症状は多岐に渡るわけで、膠原《こうげん》病にもなるし、精神的にもメンタルダウンする。でも、どこの病院に行けばいいのか。受け皿がもともとないので、患者さんは困るわけです。

　大病院に総合診療科の専門医がいれば、こうした患者さんを受け入れるのがいいと思うのだけれども、そうはなっていません。いまこそ日本プライマリ・ケア連合学会の先生方には、ほかの医学会と同じような専門・細分化の動きをするのではなくて、各専門分野に横糸を通す全人的医療をめざしてもらいたい。私も横糸を通すような活動にチャレンジしてきましたけれども、全国的に見ると、そういうお医者さんは非常に少ない。日本の医療は、現状のままではもちません。総合医をめざす医師が大半にならないといけないのに、専門分化という反対方向に向かっています。

和田　おっしゃる通りだと思います。

コロナ禍では多くの医者が新型コロナから逃げた

長尾　現代は何でも診てくれる診療科が必要な非常時であり、その質も上げていかなければならない。でも、厚生労働省にはそういう熱意がないし、高齢診療科は大学病院にしかない。

　日本医師会は一粒で三度おいしいことを良しとしている。例えば、一人の患者さんを循環器専門医、消化器専門医、糖尿病専門医が診るというようなことをやっています。だから、日本医師会は総合診療医には本音では反対なんでしょう。「かかりつけ医とは何か」という議論を医師会で二年ほどやりました。でも、答えは出なかった。何でも相談できても、そのあとどうするのか。定義がはっきりしないまま、日本医師会はかかり

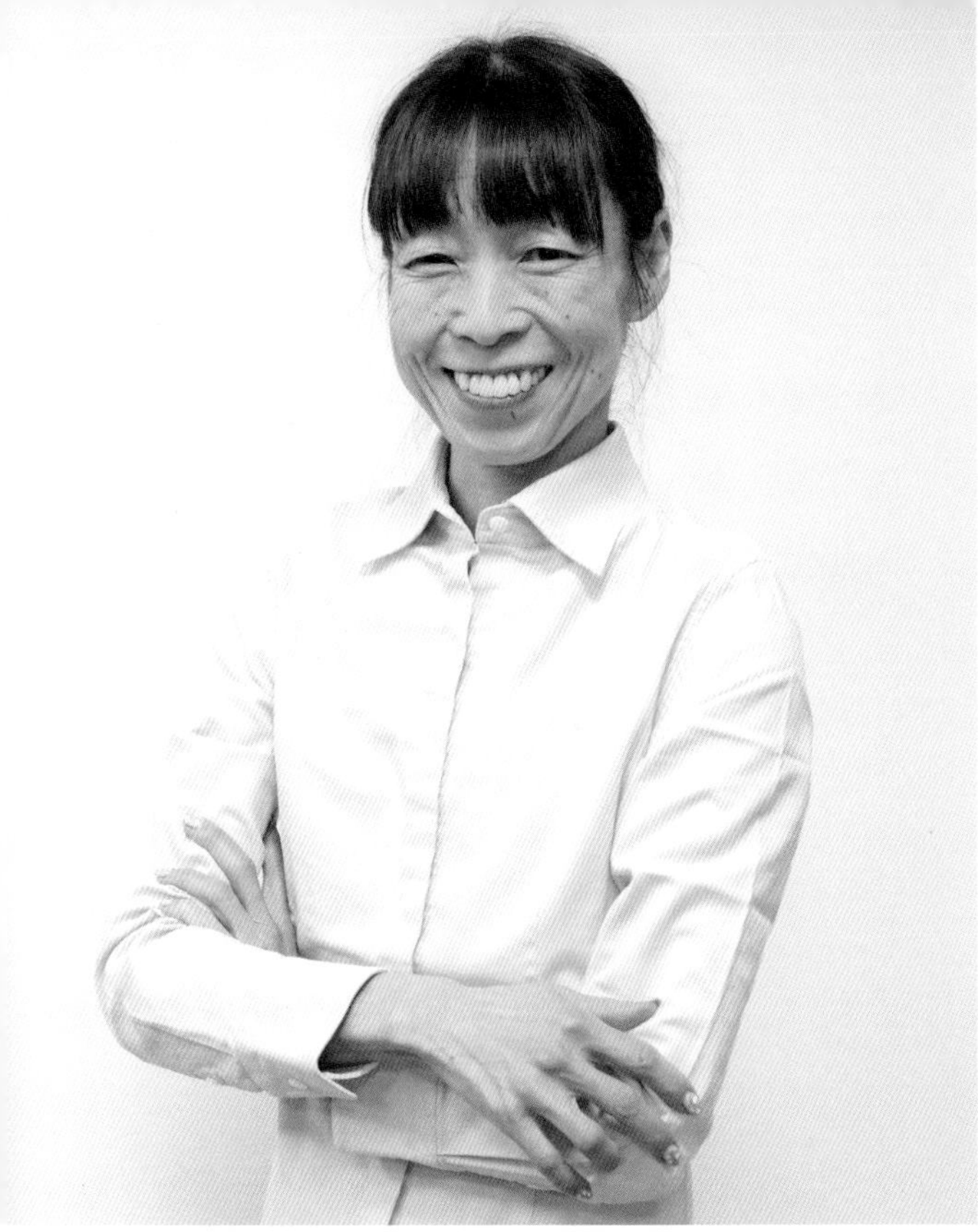

木村もりよ（きむら・もりよ）

1990年に筑波大学医学専門学群卒業。1998年、ジョンズ・ホプキンス大学公衆衛生大学院疫学部修士課程修了。内科医として研修。厚生労働省で医系技官となる。2014年、厚生労働省を退官。医療法人財団綜友会 医学研究所所長に就く。研究所を退職して一般社団法人パブリックヘルス協議会を設立して代表理事を務める。著書に『医者にかからない幸福』（ビジネス社）などがある。

病院好きな人は紹介状を書いてもらい、あちこちの病院にかかる。多重受診すれば、結果として多重投薬になります。（長尾）

つけ医を持ちましょうといっています。ところがコロナ禍では多くの医者が「新型コロナは診ない」といって逃げてしまった。

　かかりつけ医は患者が決めるのか、医者が決めるのか——イギリスのような緩やかな登録制にしようという動きもありました。フリーアクセスの存続についても議論されています。かかりつけ医の報酬を定額制にしようといった動きもあります。

　でも、肝心な議論はしないで、患者が減る、儲けが減ることを怖がって、きれいごとだけ並べてここまで来ています。

生活費まで削って薬をもらうのは本末転倒

木村　もちろん医者もお金は必要だと思いますが、医療を金儲けの手段にしている開業医があまりにも多いような気がします。あるテレビ番組で、年金だけで生活を切り盛りしている80代後半の女性が、「医者にかかるお金を捻出《ねんしゅつ》するために、生活費を切り詰めなくてはいけない」と話していた。これは本末転倒の話で、なぜ高齢になってまで、わざわざ医者に行かなければいけないのか。

　人生を楽しんだり、生活の質を高めることを優先すべきです。高血圧など生活習慣病の薬をもらうために、生活費が削られる。ほんとうは、好きなものを食べて、自由な生活を送ればいいと思うのですが……。

　国全体で、医療機関にかからなかったら人生が終わるかのようなイメージを植え付けているように思えて仕方ありません。医者の側も、金儲けが必要だから高齢者に来院してもらわなければ困る、といったメッセージを強く出しすぎているように思うんです。

長尾　おっしゃる通りで、実際医者は患者さんの取り合いをしていますから。ラーメン横丁でお客さんを取り合うような状況と同じです（笑）。

　病院好きな人は紹介状を書いてもらい、あちこちの病院にかかる。多重受診すれば、結果として多重投薬になってしまいます。医者にもよるんでしょうけれども、２０２４年の改定で診療報酬は下がります。特定疾患療養管理料が切られたら、潰れる開業医も増えるんじゃないでしょうか。国は医療費を削減しないといけないので確信犯でしょう。そのほうが日本の医療はよくなるかもしれませんね。

　特定疾患療養管理料というのは、例えば患者さんが脂質異常症、糖尿病、高血圧で受診すると、医者は「指導料」という名目でお金を取れる。内科の場合、特定疾患療養管理料で経営を維持しているのが実情です。精神科も精神科指導料のようなものがあるじゃないですか。１９９６年に、老人慢性疾患外来総合診療料というのを導入したんだけれども、選択制だったので、多くの医療機関は儲けの減る老人慢性疾患外来総合診療料を選ばなかった。結局２００２年10月に廃止されました。

　補足すると、レストランで一品料理をたくさん頼むのとコースで頼むのとでは、お客にとってはコースのほうが安く上がりますが、店側は一品料理をたくさん頼んでもらったほうが儲かります。医療費も同じでたくさんの診療科にかかるのはレストランで一品料理をたくさん頼むのと同じ。老人慢性疾患外来総合診療料はコース料理を頼むのと同じようなものです。

　高齢者医療も出来高制をやめて包括制に移行したら、フリーアクセスである限り患者さんがかかりつけ医を真剣に選ぶ時代が来るかもしれませんね。

寿命を延ばすよりも QOLこそ大事に

和田　団塊の世代はけっこう知識のレベルが高く、ITリテラシー（理解力・操作能力）も高い。70代の高齢者でも当たり前のようにスマートフォンやパソコンを使います。IT機器を駆使して、真剣に医者を選ぶという考え方はいいと思います。

　残念ながら、この国は現在の医療の仕組みを変えようとしない。どこかの大学病院や大病院で専門医をやっていた医者が当然のように開業する。そのときに「自分は総合診療医ではないんだ」という認識を持って総合診療というものを勉強し直せばいいのだけれども、大多数の人は勉強しない。

　医者の虎の巻である『今日の治療指針』（医学書院）に書いてある通りに薬の処方をしていけば、五つ病気を持っている人には、15種類の薬を出すことになるという状況が問題だと思います。

　社会科学の専門家がいうところの「部分最適は全体最適ではない」は、常識的に考えれば当たり前なのですが、日本の専門分野のお医者さんは、部分最適を集めれば全体最適になると信じているフシがある。でなければ、あんなすごい量の薬は処方しないでしょう。

　最近、私が興味を持っているのが、高齢者が起こす自動車の暴走事故なんです。原因の多くは意識障害だと私は思っています。高齢者の暴走事故は、海外ではあまり起こっていません。なぜ日本だけ多く起こっているのか――日本ほど高齢者に投薬する国はないからでは、と思っています。あれだけ多種類の薬を飲んでいたら、意識障害になってしまうのではないかと。それが運転中に起こると、暴走事故になる。高齢の患者さんもしだいに賢くなってきていますから、多種類の薬を処方する開業医は選ばない、という人が増えてくるかもしれません。

　総合診療医を増やすために、大学に総合診療科や高齢者診療科が増えつつあるのも事実です。しかし、いまの大学病院の老人科や高齢者診療科は、循環器内科や呼吸器内科の医者が教授選に負けてその科の教授になっていたりするわけです。部分最適がすべてと思っている人たちの集まりですから、大学病院で総合診療医を育てるのは難しいと思っています。大学病院とは別に、総合診療医のトレーニングのシステムをつくる必要があるのですが、残念ながらいまのところ存在はしていません。

木村　「医者を見る目」を患者さんたち自身が養わない限り、自分たちは幸せにならない、ということを理解しないといけないですね。

和田　「尊厳死」という言葉も認知されはじめ、死ぬ間際には点滴などを断れるようになりました。しかし、50代、60代の人が「高血圧の薬なんか飲むのが嫌だ」「酒を止めるのは嫌だ」「塩分を控えるのは嫌だ」などというと、医者からは全否定されるでしょう。これらはQOL（クオリティ・オブ・ライフ＝生活の質）を改善したいという欲求から起こる問題ですから、患者さんが「寿命が短くなってもいいから、QOLを大事にしてほしい」と訴えたところで医者は許さない。死ぬ間際になって、ようやく許されるわけです。

　人それぞれ生き方・価値観があるわけで、太く短く生きたい人も、細く長く生きたい人も、生き方を選ぶのは患者さんであるべきです。ところが医者が「細く長く」を押し付けて、いうことを聞

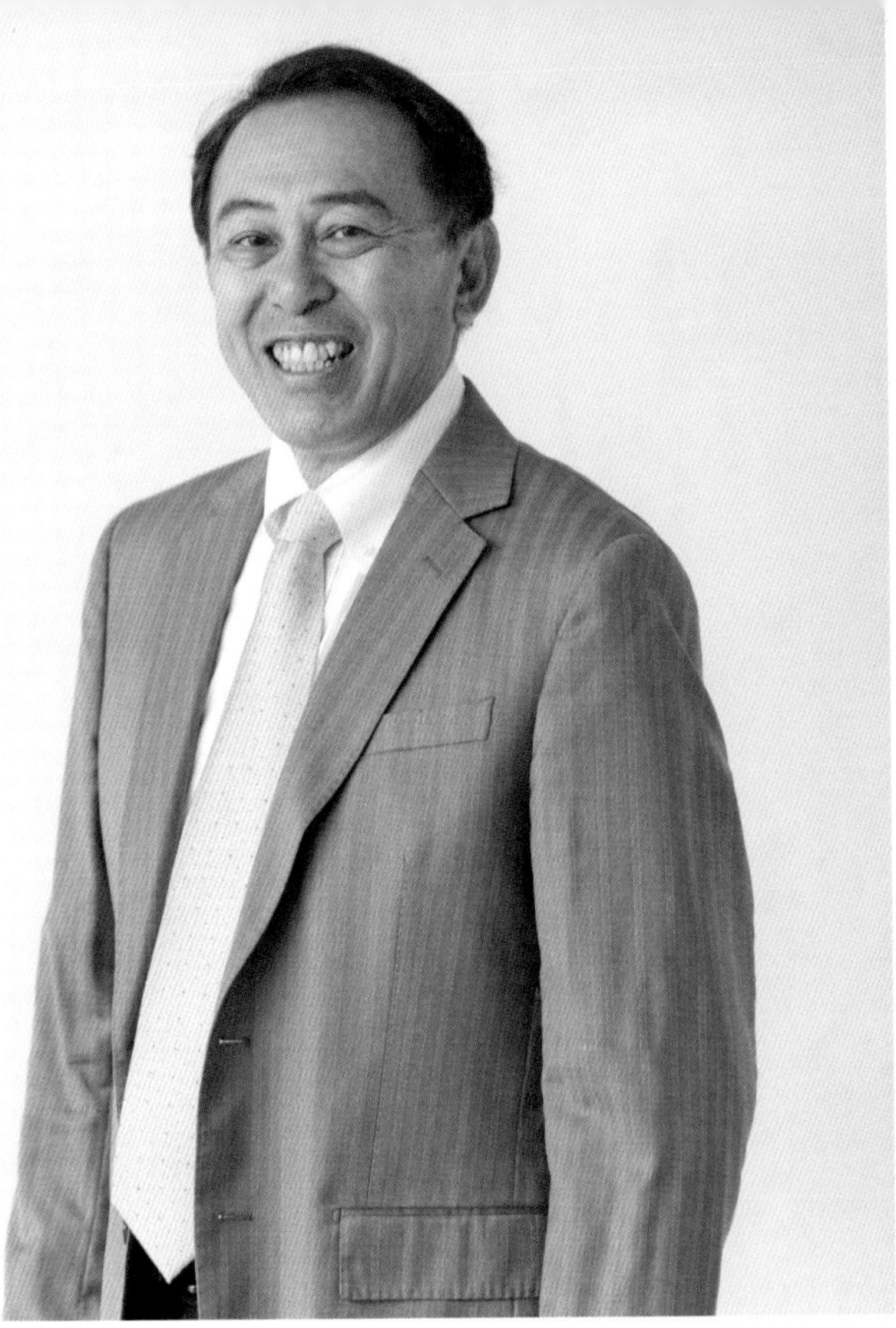

長尾和宏（ながお・かずひろ）

1984年に東京医科大学医学部を卒業後、大阪大学第二内科に入局し、同年より聖徒病院に勤務。1986年より大阪大学医学部附属病院第二内科勤務、1991年より市立芦屋病院内科に勤務。1995年に兵庫県尼崎市にて長尾クリニックの院長に就任し、1999年より医療法人社団裕和会の理事長、2023年定年退職。著書に『ひとりも、死なせへん』（ブックマン社）などがある。

欧米の医者は老人にほとんど薬を出さない。薬をたくさん飲んでも長生きにはつながらないことを、国民は知る必要がある。（和田）

かせようとする。

木村　押し付けない医者とは例えば、この患者さんは年齢的にもう治療しなくてもいいというような場合などですね。多くの医者は、わざわざ病気を見つけて、どれほど高齢であっても治療を続けていく。治療や検査を押し付けてこないお医者さんは、どれほどいるのでしょうか。

長尾　1割くらいでしょうか。開業医が稼ごうとすると、出来高制でないと儲からない。治療も投薬も検査も、やればやるほど儲かりますから。押し付けたら儲かるのにそれをしないというのは難しいと思います。病院側は画像診断や血液検査をしたいわけです。目の前の儲けがほしいのは多くの医師の本音でしょう。

　私のクリニックでは、話だけして帰る患者さんもけっこういるんですけれども、患者さんのほうから「採血ぐらいしてほしい」といわれることもあります。1～3年に1回ぐらいであれば、採血してもいいでしょう。やはり、患者さんの意識が変わり、声を上げてもらうことのほうが、日本の医療を変える早道かな、とも思います。

患者の視点で判断する「良い医者」とは何か

和田　最終的には「医者版の食べログ」を作りたいですね。「食べログ」は「ミシュラン」と違って、料理評論家や料理の専門家が評価するのではなく、食べている側が評価するわけです。民主主義的な方法で医者の情報を共有したいんです。もちろん、ウェブは八百長的な評価も入ってきてしまう可能性もありますが、患者から見て「良い医者」ってどういう存在か、を考えることが大事だと思います。雑誌などでも「名医」企画はありますが、たいていは医者や病院側の立場から見た「良い医者」なわけです。

　例えば、「話をよく聞いてくれる」だとか、「面倒見がいい」だとか、「将来的なことも加味して治療法を考えてくれる」だとか、「ＱＯＬも考えてくれる」だとか、そういう患者さんからの視点で「良い医者」の評価を考えてみたいですね。ただ、患者目線を医者自身が受け入れることができるか……。患者目線で評価すると、「評判のいい医者は患者を甘やかしているだけ」といった批判が必ず来る（笑）。

木村　患者教育がとても大事だと思います。国民の多くは薬をもらって医療を受ければ、幸せになれると信じているわけです。その人たちに、薬をたくさん出したり、すぐ検査をしてくれたりするお医者さんが「良い医者」なのか、ということを、自分にとってだけでなく、医療費負担の面から社会にとって、ほんとうに良い医者なのかを一緒に考えてほしいですね。

長尾　医者が処方しないと、患者さんは「あの医者は何もしてくれない」と考える。そこで重要になってくるのが、コミュニケーション力です。お医者さんはコミュニケーション力のトレーニングを受けていない人がほとんどなので、今後必要になるでしょうね。

　先ほども少し触れましたが、２０２４年の診療報酬改定で、高血圧、糖尿病、脂質異常症の特定疾患療養管理料が制限されます。今回の改定によって、内科系の中小病院では月１００万円単位の収入がなくなる可能性が指摘されています。国は国民皆保険制度をもう維持できなくなるかもしれない、といった話も出ています。地域の第一線でがんばっているかかりつけ医にしわ寄せがくる可能性が高い。

　皆保険制度が崩壊する可能性はゼロではなく、一部アメリカ型の制度を導入するか、選択を迫られる時期が意外に早く――数年以内に来るかもしれません。
　和田先生や木村先生がインターネットの動画番組や書籍でどんどん発信し、医療制度が変わっていき、国民や患者の意識改革が進めば、日本の医療も変わる可能性はあります。私はワクチンについて発言しすぎて、いまはテレビからは外されているので、ぜひお二人にはがんばってもらいたいです（笑）。

和田　私もテレビではけっこう外されていますよ。日本のメディアでは、ほんとうのことをいうと外されてしまうんでしょうか（笑）。

木村　医療の制度的な崩壊は、将来というよりも現在進行中の問題で、この超高齢社会の中で、財政的に立ち行かなくなるのは誰もが薄々わかっているわけです。医療費の負担率を上げていくと、お金を払えない人は医療を受けられなくなる。医療を取るか生活を取るか、究極の二者択一がすぐ迫っています。だからこそ、「多くの人に幸せになってほしい」というのが医療の最終的に求める目標だと思うのですが。そうした選択を国民や患者がする必要がありますね。

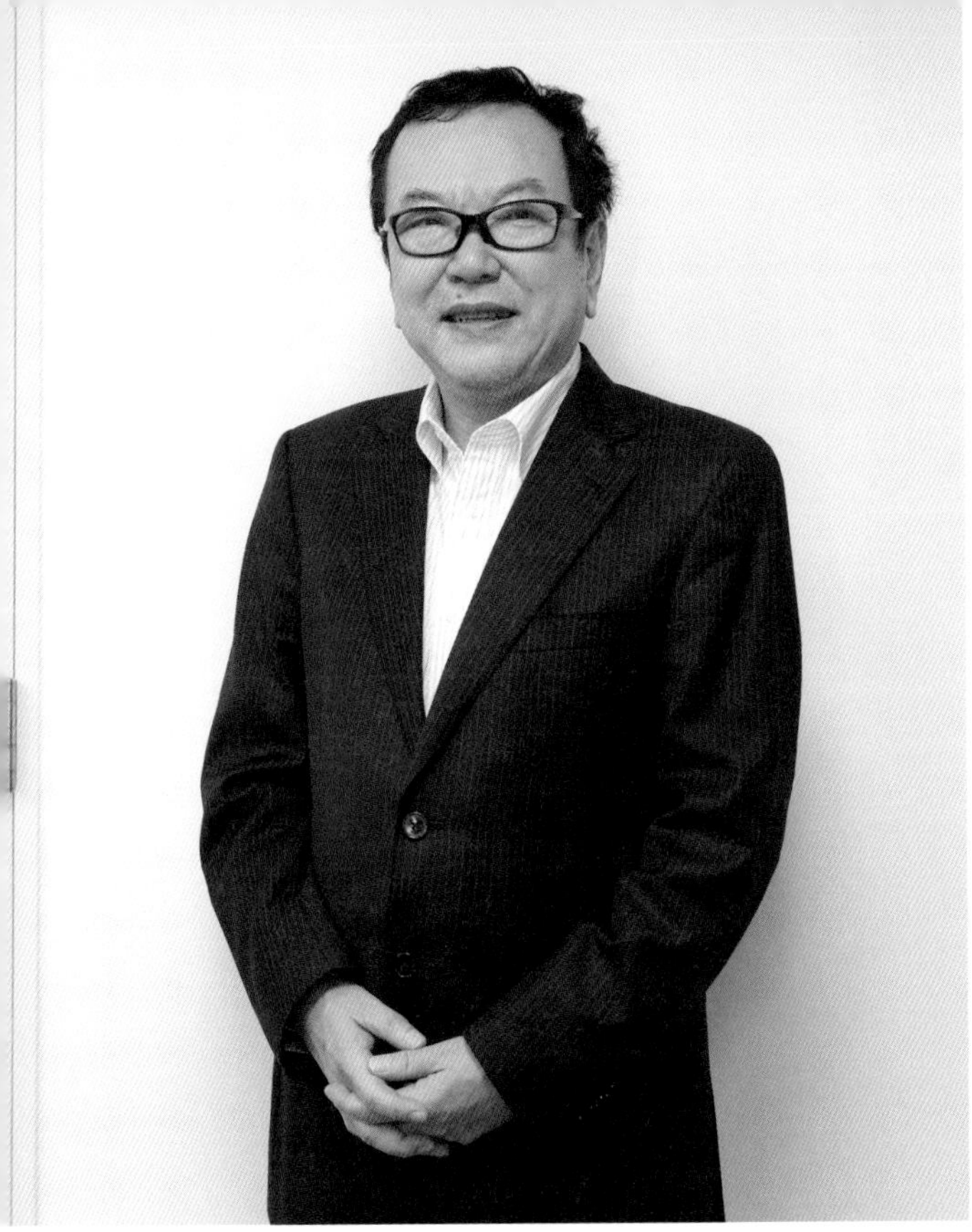

和田秀樹（わだ・ひでき）
1985年に東京大学医学部医学科を卒業。卒業後の2年間の研修期間のうち、東大附属病院の二つの内科で研修。東京大学精神神経科助手、東北大学医学部などで非常勤講師、高齢者専門の総合病院浴風会病院勤務を経て、2006年から国際医療福祉大学大学院教授。現在、立命館大学生命科学部特任教授、和田秀樹こころと体のクリニック院長。著書に『80歳の壁』（幻冬舎新書）などがある。

いまの薬漬けや検査漬けの医療がほんとうに自分たちにとって幸せなのかを考えて、医療や医者の側もきちんと説明しなければいけない。そういうお医者さんが、最終的には「良い医者」であり、「名医」だと思います。

長尾　以前、内閣官房参与などを歴任した藤井聡《ふじいさとし》さん（京都大学大学院教授）と雑誌の特集で「過剰医療の構造」について議論しました。医療のいろいろな問題が、法律的な要因で起こっていることを、藤井さんは指摘されていました。まずは、患者さんのためにならない過剰医療や無駄な医療の問題を、俎上《そじょう》に載せることが必要ですね。
　そういう意味でも、テレビメディアが難しいようであれば、言論の自由が守られるニコニコ動画やユーチューブ（YouTube）などのインターネットチャンネルで発信していくべきですね。私が知っている範囲でも、10人ぐらいは賛同してくれるスター的なお医者さんがいると思います。

薬をたくさん飲んでも長生きにつながらない

和田　意外に知られてない事実ですが、日本の男性の平均寿命はスイスに抜かれているんです。欧米先進諸国と日本の平均寿命は、だいたい2歳ぐらいしか違わない。日本と比較して、欧米の医者は老人にほとんど薬を出さないわけです。投薬と平均寿命の関係性について、もっと議論すべきではないでしょうか。薬をたくさん飲んでも長生きにはつながらないことを、国民は知る必要がある。しかも日本の場合、女性は男性と比べると薬漬けという意味では〝まし〟なんです。
　1970年ごろから企業での集団検診が始まったので、男性は50年以上薬とお付き合いしている場合があります。女性は専業主婦やパートタイマーの方が多かったので、健康診断を頻繁には受けていません。でも、女性のほうが長生きで、平均年齢の差はかえって開いている。それに医療費の構造上、日本ではどうしても過剰投薬、過剰検査になってしまう。薬も検査もすべて不要とはいいませんが、日本の場合は欧米諸国と比べて過剰なんだと思います。そうした事実を、国民にもっと啓蒙していく必要があると思います。

木村　がん検診も含めて、健康診

断はやめればいいんだと思います。それを勧める医者自身のポテンシャルが低い。

和田　診療報酬では、再診料が700円とか800円なのに、検査すれば1万円になる。

木村　そもそも日本の診療報酬の体系自体がおかしいんです。もっといえば、老人医療費を中心に医療費支出が増大する中で、このままでは医療財政が崩壊してしまうことを、国も医者も国民も真剣に考えたほうがいい。

和田　病院が潰れることを恐れているかもしれないけれども、病院に過剰依存している社会のほうが問題なんです。コロナ禍で医療崩壊が起こったといわれたのに、死者数は減っています。

木村　日本医師会の最大の功績は、医学部増設を断固として認めなかったことです。医者をそんなに増やす必要、ないのではないでしょうか。医者になっても結局人を幸せにできないし、世界スタンダードの学術論文も書けない大学教授ばかりですから。

待合室のサロン化も
高齢者医療の役に立つ

長尾　欧米先進国と比べて、日本の医療が違うのは透析医療ですね。日本とフランス以外は、70歳以上はだいたい自費だと聞きました。

和田　実は、私と木村先生が日本の透析は無駄だといったら、医者の間でものすごい批判が起きた。ただ、一人だけいいことを書いている人がいて、「私が勤務している老人ホームでは、eGFR60以上が正常といわれるなかで、eGFR30未満でもピンピンしてますよ」ということを書いていた。高齢者は腎機能が落ちても大丈夫なのに、それを一律に腎機能が落ちたら透析するのには疑問があります。それに、アメリカは日本より糖尿病が多いのに、腎疾患で亡くなる人は少ないんです。つまり、腎機能が落ちたら透析と一律に考えているけれども、高齢者の場合はその患者さんに合わせた基準値が必要なんだと思うんです。

　先ほども指摘しましたが、高齢者の交通事故で、自爆事故は若い人たち2割に対して、高齢者は4割。若い人のようにスピードも出していないのに自爆事故を起こすのは、意識障害を起こしていると考えられます。これは過剰投薬、薬害が原因ではないかと疑っているんです。

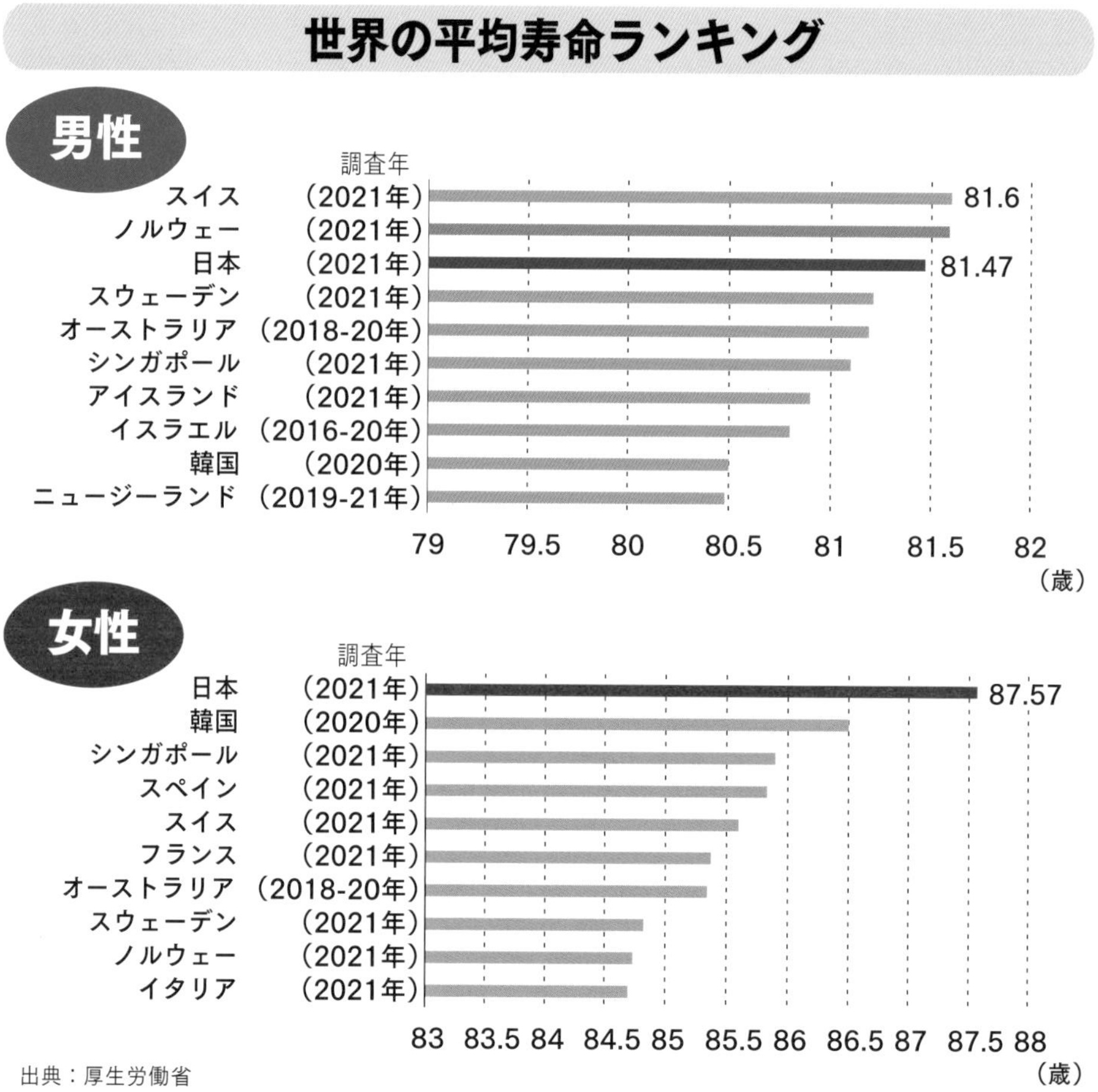

出典：厚生労働省

木村　薬を飲まなければ薬害も減りますね。高血圧の薬は飲みたい患者さんが飲めばいいのであって、すべての高血圧の患者さんに処方するのは無駄な医療、押し付け医療だと思います。

和田　不思議な現象があって、お金がなくて医者に行けなくなった途端に元気になる人もいるわけです。

　待合室にいる人が元気のない病院は薬も検査も過剰なんですよ。元気な病院はあまり薬を出さないし、医者も患者さんの話を聞いて、「あなたは大丈夫だから」と励ましてケラケラ笑っているようなところでしょう。

木村　高齢者が病院の待合室をサロンのように考えているのなら、それはそれでいいと思います。みんなが勝手に集まるんだったら、待合室をサロンとして提供しましょう。会話は脳の活性化に有効です。高齢者医療って、それくらいで十分じゃないかと思います。

日本人は、「日本の医療は世界一」と思っている人が多いですが、問題は多いと思います。確かに国民皆保険制度はすばらしいのですが、先ほどから議論しているように過剰医療の問題は、財政上からも看過できないレベルにまでなっています。老化を防ぎたいというのはアジア人の特徴なのかもしれないけれど、自然の摂理に逆らってまで若返りしなきゃならないのか――すべてにおいておかしいんじゃないか、と思います。

和田　長生きする条件は、私は栄養と心の健康だと思っています。いわゆる、医者が信じている検査データより栄養状態がよくて心が健康なら長生きできるんですよ。

木村　私もそう思ってユーチューブで料理番組的なものをやっているので、みなさんぜひ観てください（笑）。

都道府県別の高齢化率の推移（%）

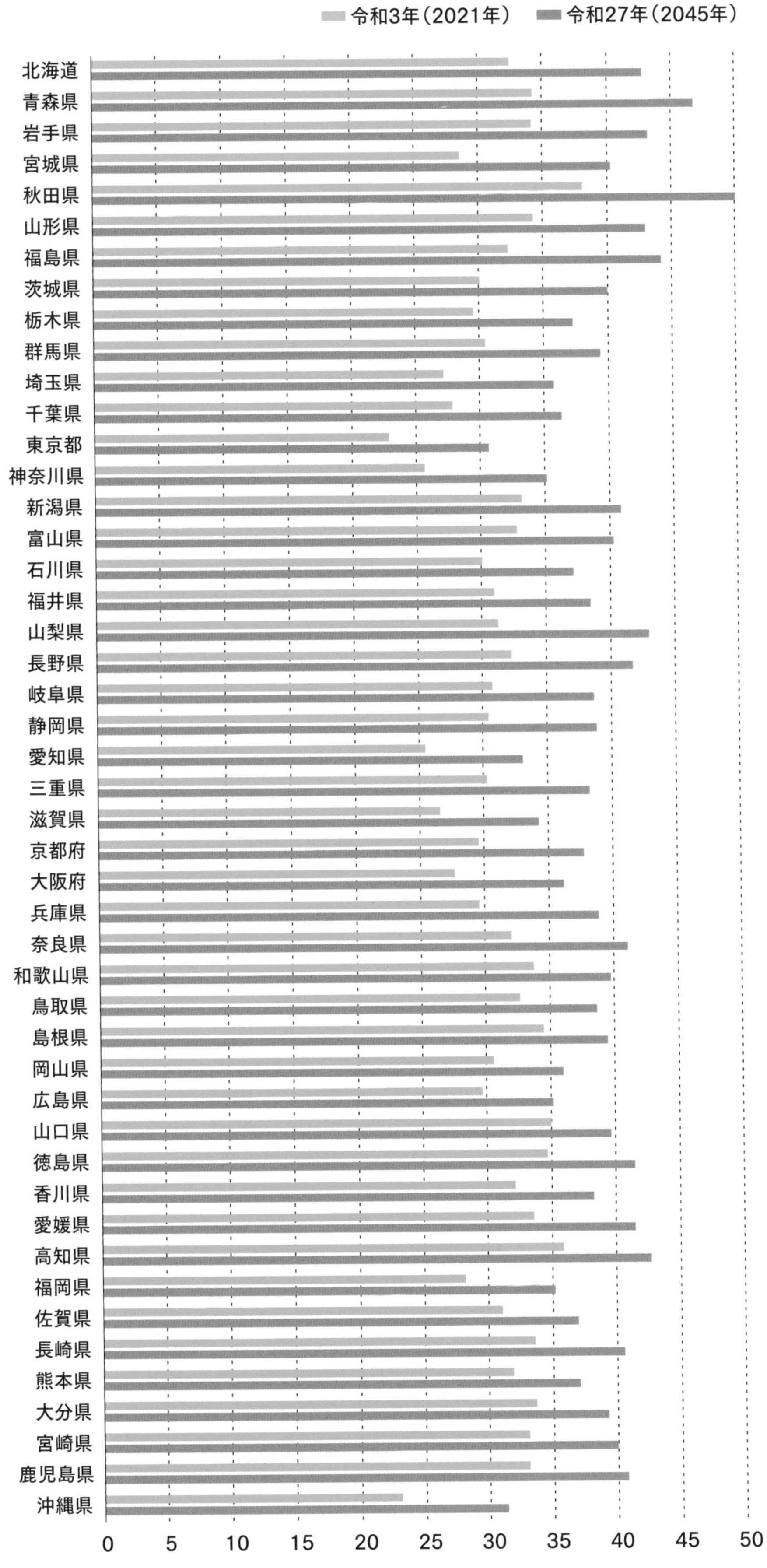

出典：令和3年は総務省「人口統計」
令和27年は国立社会保障・人口問題研究所「日本の地域別将来推計人口（平成30年推計）」

特集1

沖縄でなぜ「良医」が育つのか

進化を続ける米国生まれ琉球育ちの研修システム

第2次世界大戦後、
医師不足に陥った沖縄でその解決のために設立された病院がある。
沖縄県立中部病院。
“屋根瓦式”に「何でもできる医師」を育て、名医を多数輩出している。
その育成の輪は堅実に、そしてしなやかに広がっている——。

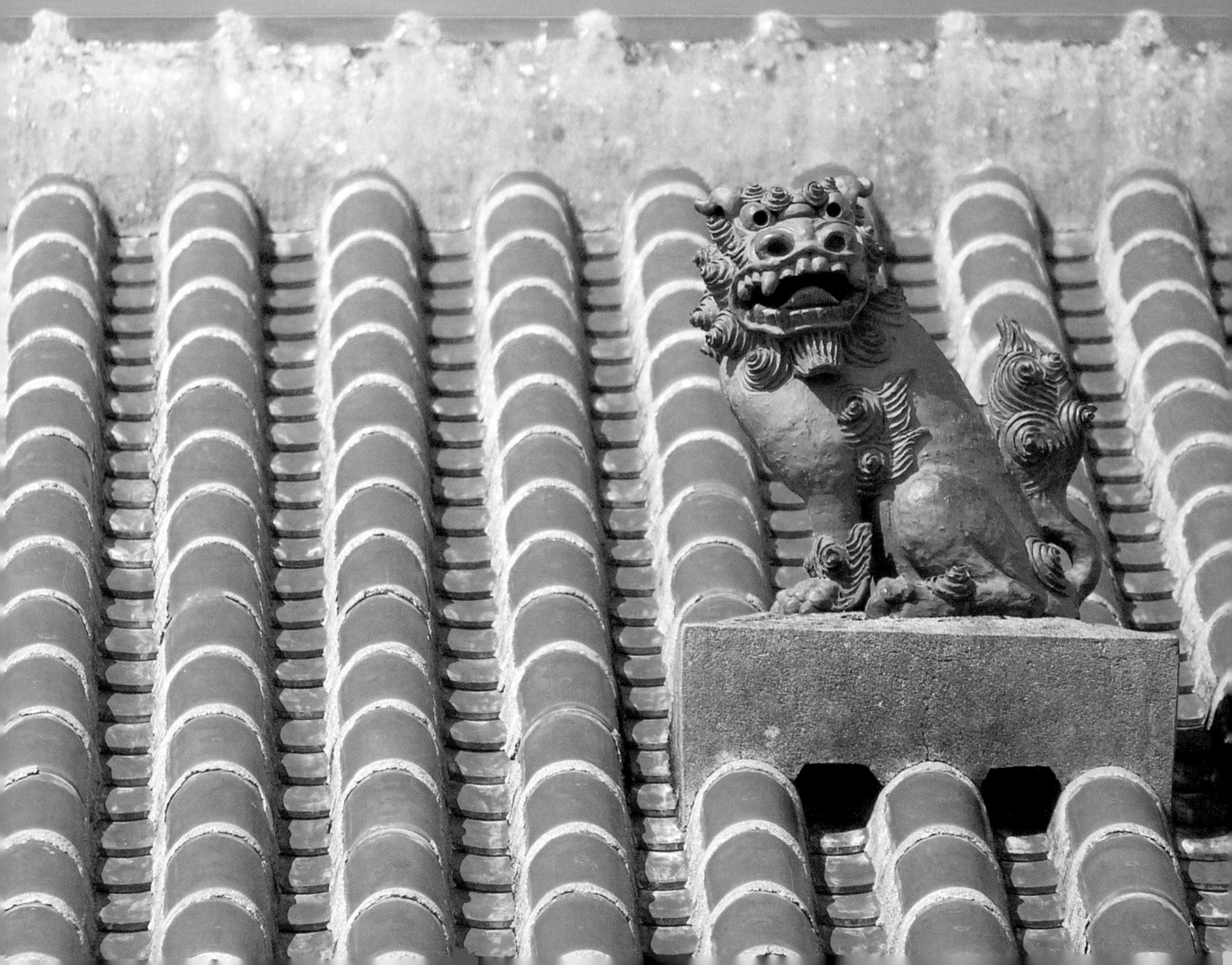

〈一人前の医師になるまで〉

医学部入学

1～2年次…教養教育、基礎医学
3～4年次…臨床医学
↓
共用試験
↓
5～6年次…臨床実習過程
↓
卒業試験

医学部卒業

医師国家試験合格
→医師 ※診療は不可

卒後臨床研修→研修医

1年目…スーパーローテート
内科24週／救急12週／外科4週／
小児科4週／産婦人科4週／
精神科4週／地域医療4週／
2年目…選択科目48週

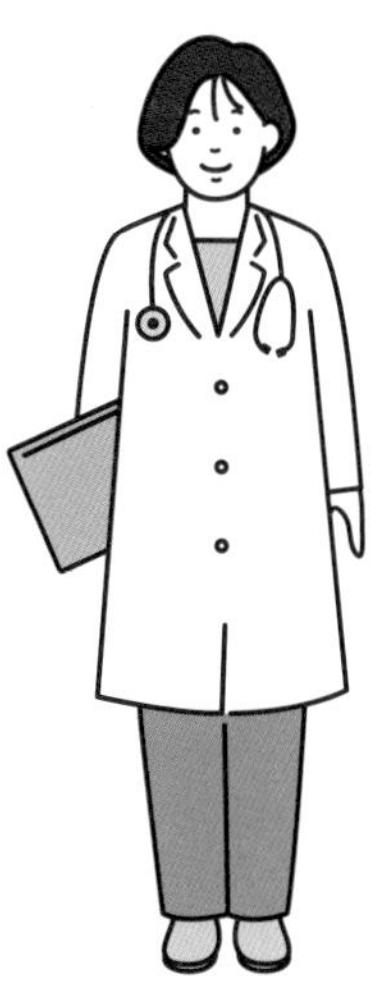

専門研修→専攻医

1～3年…専門研修プログラム
19の基本領域の診察
24のサブスペシャリティ領域

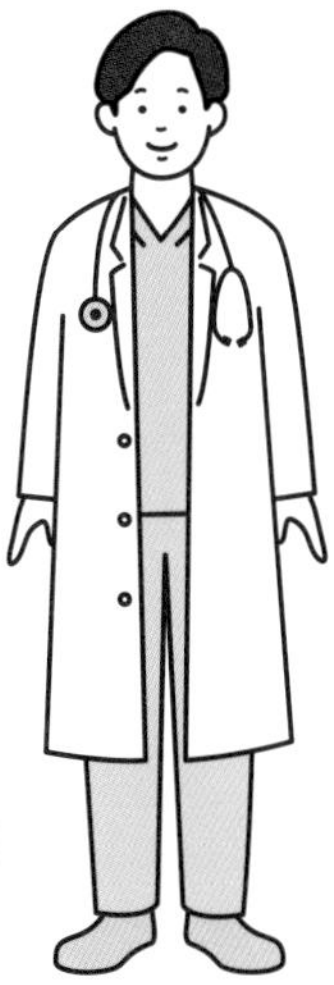

所定の試験に合格し
「専門医」資格を取得

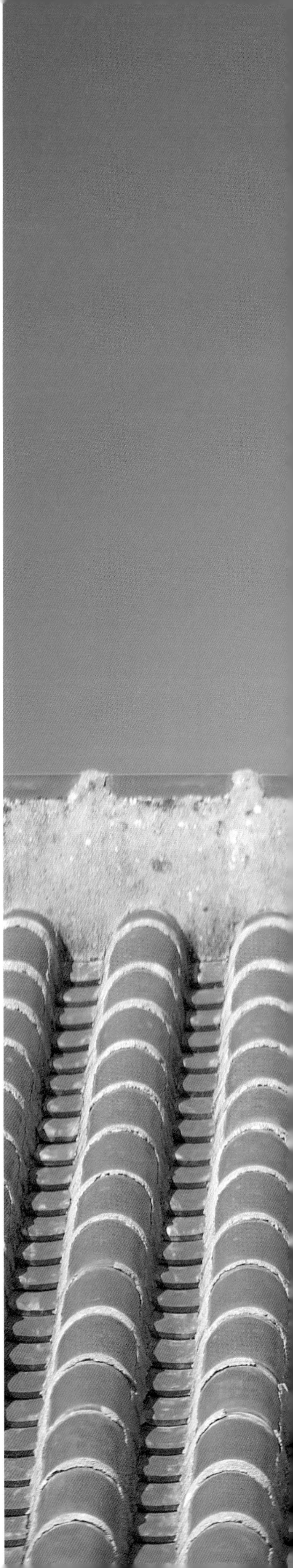

特集1 沖縄でなぜ「良医」が育つのか

良医育成の先駆者
沖縄県立中部病院の「卒後臨床研修」とは？

——医師不足と離島医療を抱えてきた沖縄だからこそ総合診療医が育つ

内原俊記《うちはらとしき》
（沖縄県立中部病院卒後医学臨床研修事業団プログラムディレクター）
インタビュー 西所正道《にしどころまさみち》

卒後臨床研修のモデルは中部病院の臨床研修制度

どんな患者さんが来ても、返事は〝イエス〟か〝はい〟しかない」

そんな「断らない医療」を貫く病院がある。

沖縄県立中部《ちゅうぶ》病院である。

沖縄本島の真ん中に位置するこの病院は、医学部卒業後の臨床研修の場として、東京の聖路加《せいろか》国際病院と人気を二分している。「東の聖路加、西の中部病院」ともいわれる。

輩出した医師たちも、多士済々だ。

新型コロナウイルスが蔓延しはじめた２０２０年2月、ダイヤモンドプリンセス号に乗り込み、感染対策が不十分であることを指摘した、神戸大学医学部感染症内科教授の岩田健太郎《いわたけんたろう》氏。厚生労働省新型コロナウイルス専門家会合にも参加する一方で、地域ケア、在宅ケアの推進活動や世界の国々・地域の保健医療協力にも力を注ぐ沖縄県立中部病院感染症内科副部長・地域ケア科の高山義浩《たかやまよしひろ》氏。

救急医療の第一人者で、軽症から重症まで受け入れる北米型ＥＲ（緊急救命室）を福井県で立ち上げた、福井大学医学部特命教授の寺澤秀一《てらさわひでかず》氏。

地下鉄サリン事件が起きた際、患者に対応した経験をもち、内閣官房首相官邸ＮＢＣ災害対策専門官を務めた核テロ、バイオテロ、化学テロの専門家。現在は日本中毒情報センター理事の奥村徹《おくむらてつ》氏……。

この病院の研修制度は、２００4年に日本で新しい初期臨床研修制度が始まったとき、モデルとして注目された。

24時間、３６５日、すべての人に平等に医療を提供するという「患者中心主義」を使命に掲げ、いまなお沖縄医療の物心両面の支柱でもある。

なぜそうした病院が存在し続けてきたのか。

その秘密について、自身同病院で研修（16期）を受けた内原俊記医師にインタビューした。同氏は23年、沖縄県立中部病院のハワイ大学卒後医学臨床教育事業団プロ

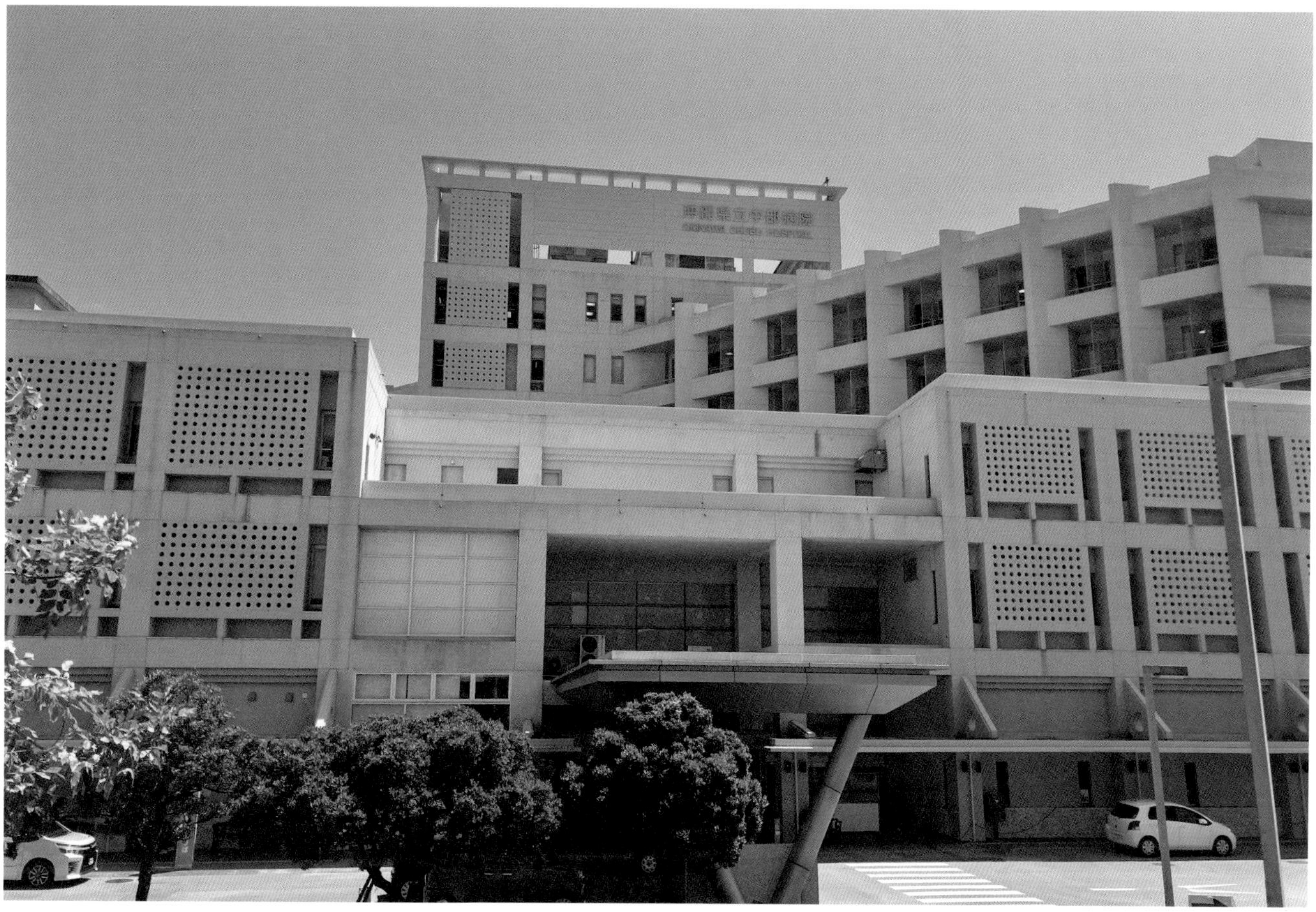

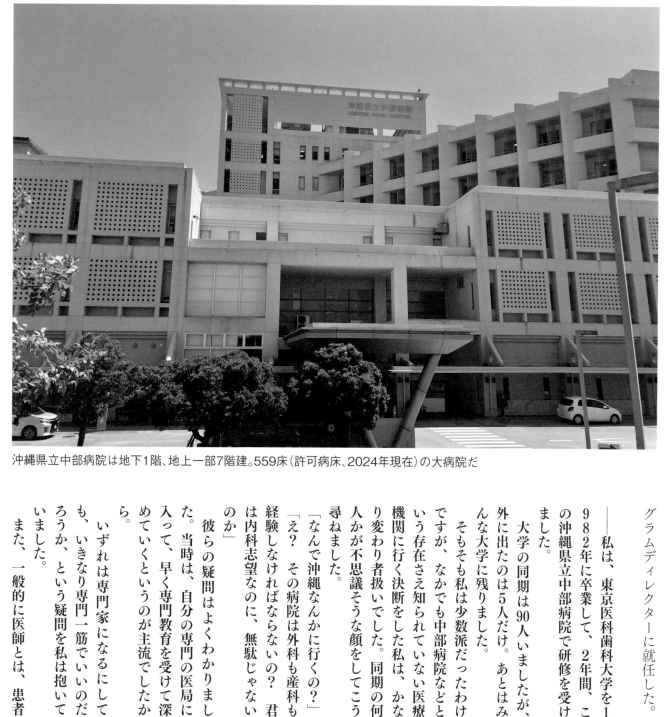

沖縄県立中部病院は地下1階、地上一部7階建。559床(許可病床、2024年現在)の大病院だ

グラムディレクターに就任した。

——私は、東京医科歯科大学を1982年に卒業して、2年間、この沖縄県立中部病院で研修を受けました。

大学の同期は90人いましたが、外に出たのは5人だけ。あとはみんな大学に残りました。

そもそも私は少数派だったわけですが、なかでも中部病院などという存在さえ知られていない医療機関に行く決断をした私は、かなり変わり者扱いでした。同期の何人かが不思議そうな顔をしてこう尋ねました。

「なんで沖縄なんかに行くの?」

「え? その病院は外科も産科も経験しなければならないの? 君は内科志望なのに、無駄じゃないのか」

彼らの疑問はよくわかりました。当時は、自分の専門の医局に入って、早く専門教育を受けて深めていくというのが主流でしたから。

いずれは専門家になるにしても、いきなり専門一筋でいいのだろうか、という疑問を私は抱いていました。

また、一般的に医師とは、患者さんの健康問題を、これまで報告された教科書的な知識に照らして医学的に分析し、標準的な手法にしたがって治療するという作業を丁寧に行う職業だと思っていました。突飛な思いつきや創造性を排することで成り立つ職業ならば、凡庸な自分でもなれるのではないかと。であれば、救急から外科、小児科、産科、麻酔科など幅広い診療科で研修を受けたほうがいいだろうと考えました。

それとお恥ずかしい話、私は元来怠け者なんですね。だから厳しい環境のほうが自分の成長のためにはいいだろうと。

しかしいざ研修が始まると、そんな甘い考えは吹っ飛びました。経験の浅い私が診療の前線に立たされる。指導医が診察をする私にアドバイスをくださるので、すごく実になる研修ができるのです。ただ、大変な緊張感の中、慣れないことを延々やっているのでその疲労度たるや大変なものでした。二人部屋の寮に帰ればバタンキュー。何度も辞めようと思いました。

でも同期と飲んだりして愚痴《ぐち》をいい合って発散しているうちに、何となく乗り切ったというのが実

際のところですね。

終戦後の沖縄は医師不足で医師育成が急務だった

日本の多くの大学・病院とはかなり趣の異なった研修システムだったが、その秘密を探っていくと、第二次世界大戦後、沖縄が突き当たった医師不足に行き着く。

１９４５年４月から３ヵ月間続いた地上戦で、沖縄は20万人以上の犠牲者を出した。医療人も47人が犠牲になっている。「ひめゆりの塔」の横に、「殉職医療人之塔」が建っているが、そこに殉職医療人の名前が刻まれている。戦後は米軍信託統治下に入るが、深刻な医師不足に直面した。

終戦後間もないころの医師数は64人。琉球政府は51年に正規の医師免許は有しないが、医師助手として医療を行う「医介補《いかいほ》」という立場の医療従事者制度をつくるが、それでも医師１７９人、医介補は１２６人しかいなかった。人口50万人以上に対する医師の数としては深刻な不足であった。

53年に琉球政府が日本政府に働きかけた結果、日本の医科大学に公費で留学できる制度ができた。選抜試験を行い、琉球と日本が経費を出し合い、年間数十人の合格者を国立大学医学部に派遣するというもの。派遣の条件として、卒業後は沖縄に戻り、医療に従事することが義務づけられた。ところが最初こそ、沖縄帰還率は90％と高かったが、60年代に入ると40％前後に低迷した。

しかも、帰還した医師たちは医療を支えるほどの力にはならなかったようだ。第五期国費留学生として57年に新潟大学医学部に入学した宮城征四郎《みやぎせいしろう》氏（のちの県立中部病院院長）によると、

「(当時の日本の医学部教育は)米国の大学院大学による医学部教育とは違って、日本では医学部の履修期間にベッドサイドで直接、患者に接して臨床を学ぶいわゆる『クリニカル・クラークシップ』が全く導入されていなかったからである」(宮城征四郎著『初期臨床研修指導の実戦ガイド　いかに良医を育てるか』羊土社)

米軍は、卒後臨床研修医の教育機関が整備されれば、国費留学者の帰還率が増すだろうという考えから66年、現在のうるま市に２１６床の病院を建設、琉球政府に寄付することになった。

名称は「琉球政府立中部病院」。いまの沖縄県立中部病院の前身である。

臨床研修プログラムは、５年契約でハワイ大学に委託されることになった。予算は米国国民政府が拠出、年間15～18人の常勤臨床指導医が招聘《しょうへい》されることが決まった。

それにしても、なぜハワイだったのか。背景には沖縄生まれの医師の働きかけがあった。山内昌栄《やまうちしょうえい》氏である。

沖縄からの日系移住者が米国流の研修を定着させる

幼いころ、読谷村《よみたんそん》からハワイへ移民した氏は、ミシガン大学医学部を卒業し、ハワイで外科医として開業していた。

山内氏のもとに米国太平洋陸軍司令部から、琉球列島内の医療状況を視察してほしいとの依頼が舞い込んだのは、64年のこと。３週間にわたって調査した結果、医療水準の改善、卒後医学研修計画と生涯研修制度、そして医学部の設置を提案した。そのためには米国の援助が必要だと訴えた。

それが、同司令部を動かしたのであろう、中部病院が建設され、ハワイ大学と指導医派遣の契約が結ばれることになったのだ。

65年にはハワイから外科、内科、小児科、産婦人科の専門家が派遣され、集中講義を行っている。

設備も整っていった。院内にある医学図書室は、ハワイ大学卒後医学教育機関によって管理運営され、24時間利用できる。司書が夜間以外は常駐。ちなみに現在の蔵書は次のとおり。和書約５００冊、洋書約３０００冊、和雑誌18誌、洋雑誌14誌、その他、医書.jpなどのオンラインジャーナルや、４種の図書館Eリソースが利用できる。必要な資料は、国内の図書館から取り寄せることもできる。

研修医には寮が用意され、また給与も支給されるなど、生活保障がなされた。

〝医療界のドン〟の異名を取った武見太郎《たけみたろう》氏は、「臨床研修プログラムの手本」と評した。

――ハワイからの第一陣は11人でした。みな医師なのですが、名称は「アドバイザリーボード」、つまり直接の医療行為はしないんですね。日本の医師免許を持っていないわけですから。

医師団長――正式な肩書きでい

えば「プログラムディレクター」はニール・ゴールト先生。きわめて見識が高い医師でした。

研修医に給与と院内の居住スペースを確保すること。そして将来の専門にかかわらず、「心肺蘇生《そせい》、正常分娩《ぶんべん》、内科、外科、小児科、産科の救急初療法ができる」ことを、医師としての最低条件として研修医に求めました。つまり救急とプライマリ・ケア（身近で何でも相談に乗ってくれる総合的な医療）を重視した臨床研修を展開する、という方向性が示されたのです。

これはアメリカでは標準とされる教育方針でした。そうしたアメリカの考え方を、日本人研修医の「集団」の中に根付かせ、力にしていったのは、アメリカの教育を受けた二人の日本人が指導医として加わった影響が大きかったと思います。

米国外科専門医の資格をもつ真栄城優夫《まえしろまさお》先生と、米国内科専門医と腎臓病専門医の二つの資格を持つ宮里不二彦《みやさとふじひこ》先生です。

二人の先生は、ちょうどアメリカから沖縄に戻られて間もないころで、いずれもアメリカ流の診療や研修の方法についてあらためて説明しなくてもわかっていた。だからこそ、ゴールト先生の意図をくみ、うまく日本人研修医に伝えられたのです。ゴールト先生は2年で帰国されましたが、彼の意志は、その後入ってきた研修医にも受け継がれていきました。

患者さんの話に耳を傾け 触診など身体所見を大切に

前記した真栄城、宮里両医師の、いわば〝第一世代〟を支え、引き継いだのが、後に県立中部病院院長となった宮城征四郎氏（前出）である。

新潟大学から京都大学大学院、そして1970年にはWHO（世界保健機関）のフェローとしてコペンハーゲン大学病院で学んだ際、世界各国から集まった同期生と自分との実力の差に愕然《がくぜん》としたという。

「君は日本で本当に医者をやっていたのか？」

といわれた。

そのとき、研修生に診療をする機会を与えることに消極的な日本の医学教育を改めなければならない、と強く思ったという。そして日本に戻ったら、医学教育改革の先頭に立たなければと決意した。

中部病院ではすでにアメリカ式の研修医育成プログラムを採り入れていたが、宮城さんはその後院長になり、プログラムに磨きをかける活動を展開していく。

宮城さんが常日ごろ、研修医や指導医の前で繰り返しいうのは、「患者さんの話によく耳を傾け、触診など身体所見をしっかりとって初期評価をすることだ。画像診断や検査などをするのはそれからでよい」と。

——私たち研修医も、患者さんの話をしっかり聞く「病歴聴取」と、触診や聴診器などで行う「身体診察」をどのように診断にむすびつけることができるか徹底して教わりました。

最近の医師は血液検査のデータやCT（コンピュータ断層撮影）、MRI（磁気共鳴画像）の画像、パソコンの画面ばかり見て、患者の話を聞こうとせず、触診さえしないという批判はよく耳にします。

これだけ高性能のMRIが普及して、画像診断が簡単にできるようになったのだから、本来ならば医師の臨床能力は大幅にアップするはずなのだが、むしろMRI出現後のほうが減退しているという通説も聞きます。

そんなことにならないように、すでに60年も前にハワイ大学のチームは診察の基本を教えてくれていたのです。

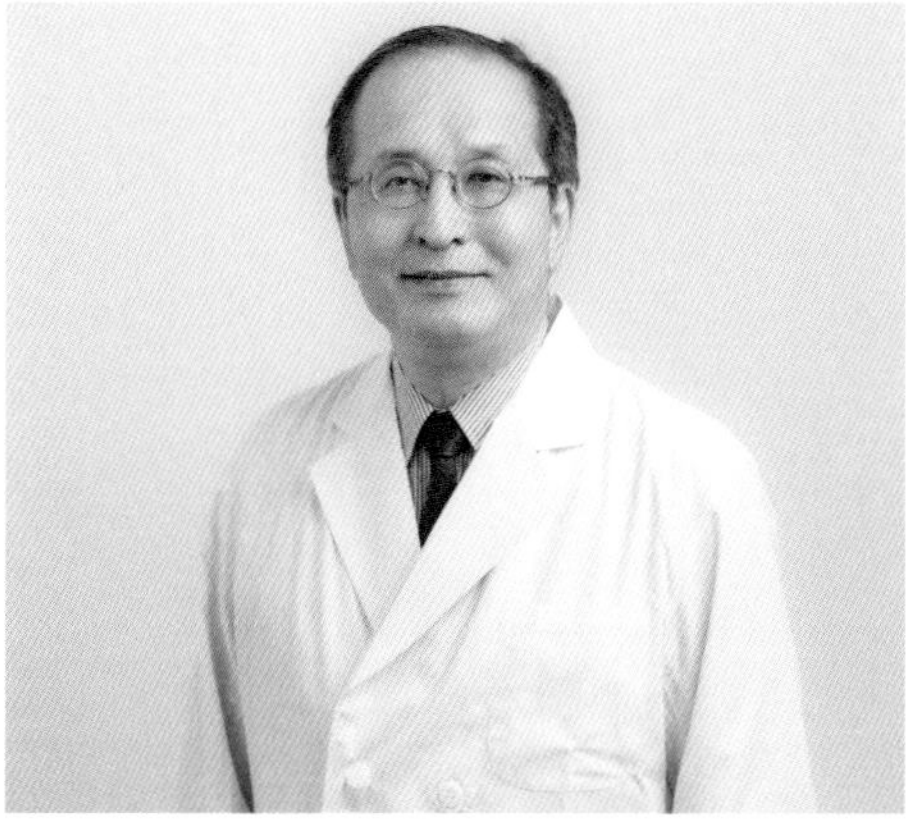

内原俊記（うちはら・としき）

1982年東京医科歯科大学卒業、沖縄県立中部病院にて研修（16期）、武蔵野赤十字病院内科、旭中央病院内科、サルペトリエール病院（パリ）神経病理研究室留学（フランス政府給費留学生）、東京都医学総合研究所脳病理形態研究室室長、新渡戸記念中野総合病院　脳神経内科臨床部長、東京医科歯科大学脳神経病態学（脳神経内科）特任教授、同臨床教授、順天堂大学神経学客員教授。専門は総合内科、脳神経内科、認知症。

西所正道（にしどころ・まさみち）

京都外国語大学卒業。雑誌記者を経てノンフォクションライターに。主な著書『東京五輪の残像』（中央公論新社）、『「上海東亜同文学院」風雲録』（角川書店）、『そのツラさは、病気です』（新潮社）、『絵描き　中島潔　地獄絵1000日』（エイチアンドアイ）など。

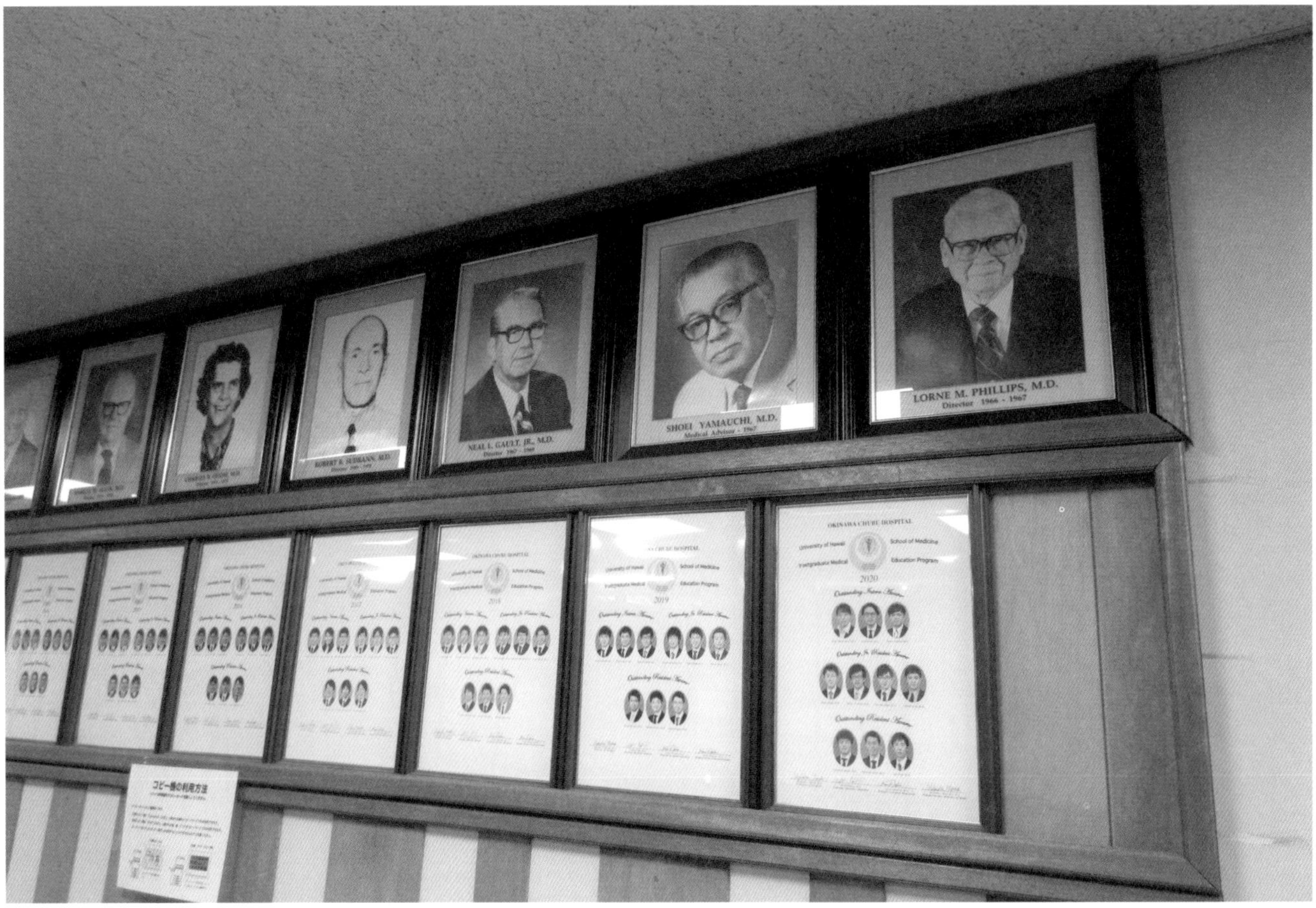

歴代ディレクターらの肖像。右から2番目が山内昌栄氏、3番目がニール・ゴールト氏

検査機器を使わない診療は古くさいという人もいます。でも私は違うと思います。画像や検査を使うなとはいっていない。過度に頼らないように諫《いさ》めているのです。

まず病歴聴取と身体診察だけでいったん診断仮説を組み立ててみる。それがまとまる前には、画像診断や血液検査のオーダーをしない。血液検査や画像データを使う場合は自分の診断仮説が間違っていないかを確認するためという捉え方です。

病歴聴取と身体診察は、全科で当然だとされていました。なかでも、もっともそれが徹底されていたのが、喜舎場《きしゃば》朝和《ともかず》先生の感染症グループでした。

発熱した患者さんの病歴聴取と身体診察から診断仮説を立てたうえで、全体に矛盾がないかをまず詰めます。それからスメア所見(採取した標本をスライドガラスに塗りつけて染色し、顕微鏡で異常細胞の有無を調べる)で確認する。そうして初期評価を組み立てる。その上で画像や検査をして、納得がいくかどうか、という作業を繰り返していく。こういうアプローチが公式の一つだった。

そうしたプロセスは、正しい診断に至る必須の要件で、診断戦略としてもっとも興味深い手段でありながら、これで完成ということのないものと考えています。非常に知的なプロセスですが、標準化しにくいだけに、医師として最も奥深い領域の一つだと私自身は興味を持っています。

この基本が身につけば、日常の診察のプラスになるばかりでなく、その後の専門研修が深くなります。

さらに、離島や、災害時の医療支援などに際しても慌てず対応できるようになります。

診察経験を積み重ねるしか診察技術は身につかない

——2000年に入ってから救急患者の受け入れを医療機関が断る不応需《ふおうじゅ》、俗にいう「たらい回し」の問題がメディアで盛んに取り上げられることになりましたが、中部病院における不応需件数は、年間を通してゼロの年がほとんどです。さすがにコロナが蔓延《まんえん》したころはある程度の不応需はあったようですが。

中部病院の伝統になっている「断らない医療」が受け継がれていることも、終戦直後の沖縄の事

沖縄県立中部病院と臨床研修の歴史

1945年	沖縄戦終戦前から米軍は捕虜となった医師を集め越来村《ごえくそん》（現沖縄市）胡《ご》屋《や》に診療所を開設し、傷病者や戦争孤児らを収容して治療した。
1946年	4月、胡屋に500床のかまぼこ型病舎建設。沖縄中央病院と称する。
1952年	10月、越来村センター区にコンクリート平屋造りの8棟、180床竣工。勤務医師4人、契約開業医師8人、開放制病院として運営開始。
1955年	血液銀行、気管内麻酔と肺外科の導入。野戦病院の医療から近代的肺外科手術が始まり、戦後の医療が新たなステージに。
1956年	11月、沖縄中央病院はコザ病院と改称。
1966年	4月、具志川村《ぐしかわそん》に新病院完成、移転。琉球政府立中部病院と改称。コンクリート造り5階建て、病床数216、職員数172（うち医師12人、看護師88人）。ハワイ大学派遣医学教育顧問団団長N.L.Gant.Jr（M・D）以下32名を迎え、第1回の臨床医学研修を実施する。研修医師8名（沖縄出身5名、本土出身3名）。
1967年	3月、本土医師法に基づく臨床研修病院として認定。新館（外来棟）竣工。
1968年	3月、第1回研修医1年次修了式を開催。本土出身3名は帰郷、5名は2年次研修へ進む。 4月、外来診療を正式に開始。第２期生11人が研修開始。
1971年	6月30日、米国援助によるハワイ大学の臨床研修契約終了。ハワイ大学指導医は全員帰国、研修プログラム消滅の危機。 7月、日本政府が研修経費の半額を援助することで、当面、研修制度の2年間継続を庁議で決定。 10月、琉球政府主席とハワイ大学学長との間で、中部病院の臨床研修委託事業の再契約が結ばれ、以後、沖縄県とハワイ大学の間で2年ごとの契約更改が現在まで続く。
1972年	5月15日、日本復帰し沖縄県となる。沖縄県立中部病院と改称。日本の保険医療体制に組み込まれる。以後、中部病院の卒後研修制度は、沖縄県がハワイ大学と連携して行う米国式研修システムとして、次第に全国から注目を浴びる。

出典：『良医の水脈 沖縄県立中部病院の群像』

情が色濃く反映しています。

つまり戦後、医師が極端に少ない状況の中では、「断ったらその患者さんが亡くなる可能性が高い」という現実があった。いまでこそ病院など医療機関はたくさんあるし、医師も増えましたが、私が研修医だったころは、まだ救急病院はもちろん、最重症の患者さんに対応できる三次救急施設は中部病院以外にはない時代でした。

研修をしているころ、離島からヘリコプターで運ばれてきた患者さんをときどき診ました。そんな人を断れないですよね。断らないというか、断れないのです。

「救急は24時間3交代でやらなきゃいけない」という使命感から、それに対応できる仕組みを真栄城先生は構築されました。関連する検査技師や放射線技師、薬局も24時間稼働するように、システムが次々と整備されたからこそ断らずに24時間応需できる救急医療体制が、当然のことのように中部病院では作られていったともいえます。

そういう体制を整え、維持するためには、それを支える研修医を育てて戦力化する必要があります。だから日ごろから積極的に診療経験を積もうとする研修医と叱《しっ》咤《た》激励する指導医が同じ方向を向いて一緒に経験を共有することが大切になります。

すでに述べたとおり、経験が浅い中で診察するのは大変です。でもいまにして思えば、そうした環境は、初期研修の時期に体験したからこそ高い効果が得られるのだと思います。医師になりたてのタイミングで、指導医にしっかり教わることが大事なんです。同じ内容でも、研修を終えて5年や10年たってから同じことを体験したとしても、初期研修で経験するより効果が薄いものになるような気がします。

音楽家の世界でも同じようです

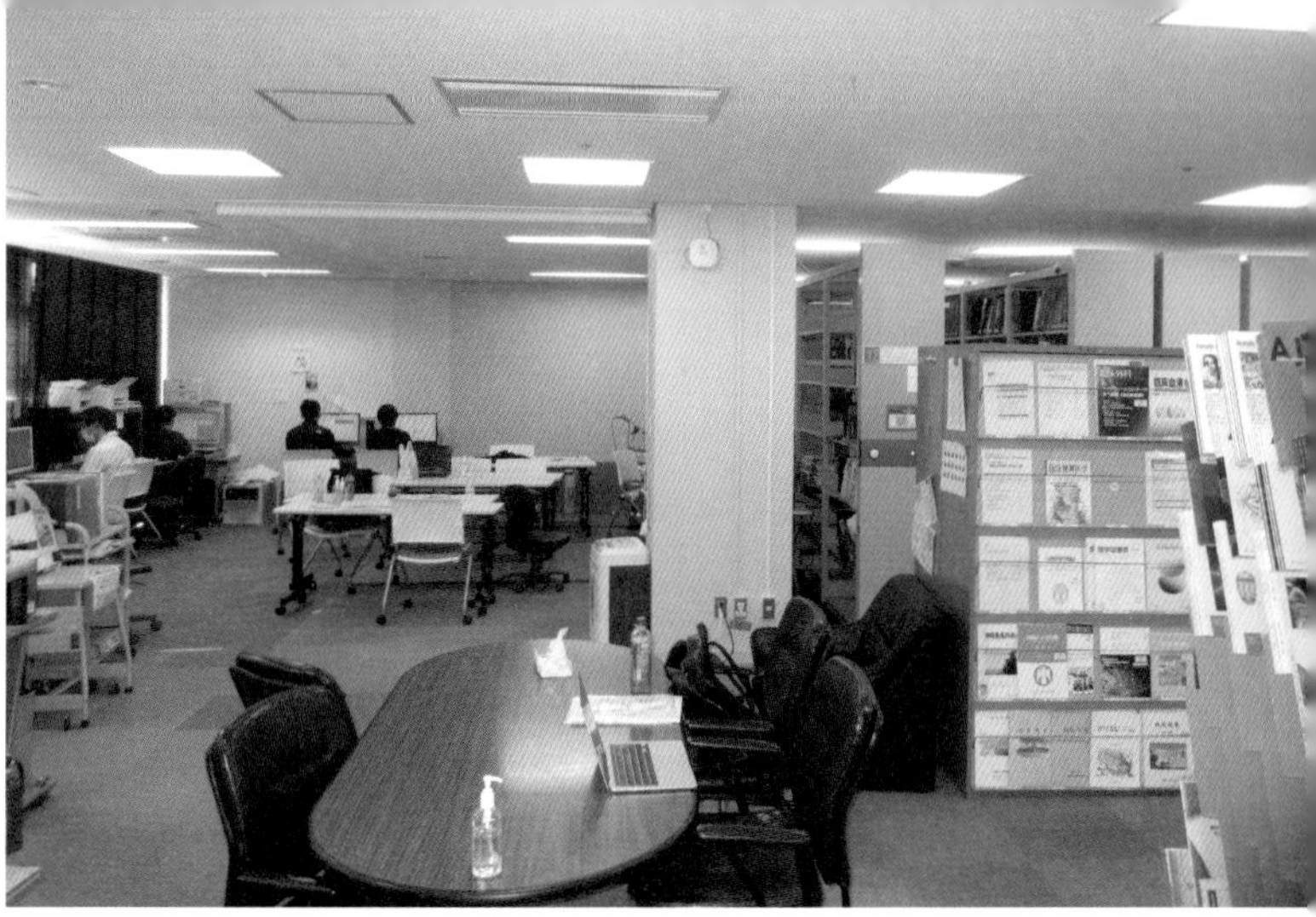
研修医が24時間利用できる図書室

ね。最初にいいものを聞かせる、あるいは見せるということが大切だというのです。

世界的指揮者の小澤征爾《おざわせいじ》さんは10代半ばから齋藤秀雄《さいとうひでお》先生に師事して、指揮者コンクールで優勝したのは22歳のときです。10年も経たないうちにグンと力をつけた。最初に最高のものに接したことが糧《かて》になっていると思うのです。

しかし先輩が若者にしてあげられるのは、そこまでです。あとは本人の力なんですね。

宮大工の小川三夫《おがわみつお》さんはこういっています。

「大工の仕事というのは言葉で教えることができないんだよ。技術は体の記憶だからな。だからこそ弟子を一人前に育てるには、昔ながらの徒弟制度しかないと俺は思うんだ」（16年6月4日付「朝日新聞」）

つまり知識や理論ではないことをどうやって身につけていただくかです。

たんに教科書を読んだり、先輩が診察する風景を見ただけでは医師としてのスキルは身につかない。実際に自分が直《じか》に診察して経験を積み重ねて、ときに先輩からアドバイスを聞いていく中でしか、診察のスキルは会得《えとく》できないというわけです。

研修期間に患者さんを診察した経験があまりなく、研修修了後にいきなり患者さんを診察するのは、初めて自転車に乗る子どもが補助輪なしで運転しはじめるのと同じぐらい危険です。指導医という補助輪をつけて、診察体験を積む。そうして安全に自転車を乗りこなせるようになる。そうしたプロセスなしに診療現場に出ることが、患者さんによい結果をもたらすとは思えません。

離島での臨床研修は何でもできる医師を育てる

——離島や僻地《へきち》医療に従事することも、中部病院が行う研修の大切な柱の一つです。

離島が多い沖縄県の宿命ですが、離島に派遣する医師の確保が難しいという状況がありました。離島になると、一人で診療ができる医師でなければ任せられない。そういう環境もまた、研修医の段階からたくさん患者さんを診察する経験を積んでもらう流れを加速させたと思います。

中部病院の研修医全員が離島・僻地研修をするわけではありませんが、最初は自治医科大学の卒業生が義務として行っていた時代が長くありました。

それが変わったのが、総合診療科ができた90年代後半ぐらい。以前は総合診療というと、専門家と比べると一段低く見られていました。実は専門家というのも、一つの領域しか知らないわけで、どちらが偉いとかダメだというものではないはずなのです。

総合診療は、いろいろな疾患を幅広く診なければいけないので、専門医とは別の視点が必要です。そんな総合診療医だからこそ経験できる面白さやりがいというのが、研修医の間でも知られるようになった。

離島ではそれこそ総合診療医的に、何でも診なければいけない。そういう人が「離島研修に行って、やりがいを感じられた」、あるいは「行って得るものがたくさんあった」という体験談を後輩に伝えてくれたのが大きかったと思いますね。

そうした研修医の中から、自発的に離島医療を経験しておきたいという医師が出てくるようになるまで、当院の研修プログラム開始以降20年以上の時間を要していますが、当初から総合的診療のできる医師養成を、一貫して目指してきた当院の卒後研修の輝かしい成果です。

将来の専門にかかわらず、「心肺蘇生、正常分娩、内科、外科、小児科、産科の救急初療法ができる」という当初の方針が中部病院で一貫して継承され、それを支える沖縄県の予算措置が途切れることなく継続されてきたという、沖縄県の歴史のなかで、沖縄県らしい成果が得られたものと私は思います。

臨床研修制度の変遷

1946年：実地修練制度（いわゆるインターン制度）の創設
〈医学部卒業後1年以上の「実地修練」が医師国家試験受験資格〉

1968年：実地修練制度が廃止され、臨床研修制度の創設
〈大学医学部卒業直後に医師国家試験を受験し、医師免許取得後も２年以上の臨床研修を行うように努めるものとするに変更〉

しかし「努力規定」であり、しかも大学医局での研修が大多数だった

それでも、
- **地域医療との接点が少なく、専門の診療科に偏った研修「病気を診るが、人は診ない」**
- **多くの研修医の処遇が不十分で、アルバイトをやらざるを得ず、研修に専念できない**
- **出身大学やその関連施設での研修が中心で、研修内容や研修成果の評価が十分に行われていなかった**

――などの背景から研修の必修化が制度化された

1980年：複数の科を回るローテート方式が導入される

1985年：総合診療方式（スーパーローテート）が導入される

2004年：**新医師研修制度：臨床研修必修化スタート**
（７科目必修）

医師の臨床研修の必修化に当たっては、
- **医師としての人格を涵養《かんよう》する**
- **プライマリ・ケアの基本的な診療能力を修得する**
- **アルバイトせずに研修に専念できる環境を整備する**

――が基本的な考え方として制度が構築されている

2010年：研修制度見直し（３科目必修）

2020年：研修制度見直し（７科目必修）

研修経験は「屋根瓦式」積み重ね共有し強固になる

「教えることは学ぶこと」

これは中部病院の関係者がよく口にする言葉だが、つまり経験を積んだ指導医が研修医を教えることで、指導医自身も学ぶことが多いということである。

同じことを、聖路加国際病院名誉院長の日野原重明《ひのはらしげあき》氏が、中部病院研修経験者（22期）である徳田《とくだ》安春《やすはる》氏との対談でいっている。

「私は教育というのは、教授がするという立場になると、なかなか伸びないと思います。1年上の先輩が1年下の人を、あるいは研修医が学生を指導するような地位にもっていくようにアレンジするということが一番必要です。自分が下から質問されたり、下を指導する時に、いかに自分が未熟であるかということを体験的に学習できる。これではいけないという気持ちになるので、なるべく若い人にそういう教える機会を与えることが大切です」（徳田安春著『医師が沈黙を破るとき』カイ書林）

――研修医を育てるのは、手がかかります。診療報酬に反映されるわけでもないし、採算が取れるかどうかもわからない。

それでも県が毎年3億円もの予算でバックアップしてくださったのは、とにかく医師の人数を増やさなければいけないという状況に置かれていたからです。ただ、振り返ってよく考えてみると、それだけではなかったような気がします。結果的に、非常に質の高い医学研修を展開でき、優秀な医師を育てられたからです。

中部病院では、指導医が研修医を教え、その研修医が育って指導医になって、また若い研修医を教えるという指導方式を採っています。少しずつ瓦《かわら》が重なり合うことで強度が増すことに例えて、「屋根瓦式」と呼んでいます。

中部病院のきわめて特徴的なところは、その屋根瓦の「色」と「大きさ」がみんなそろっているということです。何がいいたいかといえば、一貫したディシプリン（訓練法、修業法）が代々伝えられていることです。

繰り返しになりますが、断らない医療から始まって、第一に患者さんのために働くという基本姿勢、そして診察のときに「病歴聴取」と「身体診察」が大事だとい

う考え方……。「～イズム」は理性的な理解に基づく考え方や行動の指針で他者性が強く、明日には容易に変わるかもしれない不安定なものです。対してディシプリンは、より身体的で内発的で、一度身についたら容易には変わらない点で異なります。宗教とも科学とも異なり、経済的利得とも関係が薄いですが、医師集団の行動規範としては根源的な要素かもしれません。

私は内科の研修医をしていましたが、例えば救急で「お腹が痛い」という訴えをもった人が内科を受診した場合、外科と相談することになっても、中部病院では内科の医師も外科医も同じことを考えるわけです。思考経路が似ている。それは、通常の診療でも病棟でも同じです。病院の中に「共通言語」があるといえばわかりやすいでしょうか。どの研修生・指導医にも共有されている60年変わらない一貫したディシプリンが中部病院にはあるのです。

だからコミュニケーションに無駄がないし、たとえ救急の現場でも極めてスムーズです。

ほかの施設や大学は違います。内科と外科の考え方も同じではなく、そもそも内科の中でも医師によって考えが違ったりする。モザイク状なんですね。だから救急を受け入れるときもたいへんだったりします。

さらに驚くべきは、このディシプリンが、中部病院がハワイ大学と卒後研修を始めたころと何ら変わらずに代々受け継がれていることです。

私が40年ぶりに中部病院に戻ってきて感動したのは、そのことでした。指導医も研修医も何代にもわたって入れ替わっているのに、共有されているディシプリンは変わっていなかった。大学は講座制が敷かれていますが、講座の教授が替われば、その講座に流れていた哲学やシステムは一度ご破算になってしまうのに。

それは奇跡のようでした。

それを成しえたのは、この病院にいる医師一人ひとりに、ディシプリンを大切なことだと思い、それを次の世代にバトンタッチしていかなければという使命のようなものがあるからだと思います。

これはどんな立派な設備をつくっても、お金をかけても、あるいは他の自治体で中部病院の研修経験者を招聘して同じようなことをやろうとしても、真似するのは到底無理です。

良質な総合診療医の育成が高齢者医療問題を解決する

ハワイ大学との関係性で、変わったこともある。

当初、ハワイ大学を通して全米から派遣されてくる医師は、沖縄に3ヵ月以上滞在する長期組と、1週間以上滞在する短期組がいた。1967年から2022年までの間に派遣されたのは、825人に達した。

日本への復帰前までは米国民政府（米軍が沖縄に設けた統治機構）の予算で研修事業は賄われていたが、復帰して以降は当然のことながら全面カット。一時は継続を危ぶまれたが、1年だけは日本政府からの支援で継続し、翌年から沖縄県の予算で継続することになった。派遣される指導医の人数は減ったが、ハワイ大学との交流はいまも続いている。

現在は長期滞在の指導医はいなくなり、1週間ほど短期滞在し、指導医が講演したり、患者さんを診て研修医や指導医を教えるという形に姿を変えている。

一方で、後期研修医の中から選抜で、年に4、5人をハワイ大学附属病院に派遣し、2～4週間海外臨床研修を受ける制度は続いている。

――ハワイ大学での臨床研修は、現地に行き、刺激を受けることに大きな意味があると思います。それをきっかけにして、ハワイ大学やそれ以外の海外の病院に行って勉強しようという希望者が増えるからです。

また、いざ他の病院を見てみると、中部病院の研修システムに足りない部分が見えてくるはずなんです。ここは自分たちが負けているな、ここはこう改善したほうがいいかもしれないなどと、アイデアが浮かんでくるでしょう。

それが中部病院の研修プログラムをよりブラッシュアップしていくきっかけになっているような気がします。

さて、今後、中部病院の研修プログラムはどのように進化を遂げていくのだろうか。

――課題はたくさんあります。

1967年に研修プログラムが始まって以来、どんな疾患も柔軟に診察できる人を多く育ててきたわけです。また、救急に関しても戦力になる人材を多く育成してきた。他に競争相手もいなかったので、トップでいられたわけです。でもその後、琉球大学に医学部が設置され、中部病院以外にも複数の病院ができた。

では私たちが今後、目を向けるべき分野は何なのか。

私が研修医をしていたころとくらべて大きく変わったのは、80～90代の高齢者がたくさん入院されていることです。診察すると、病気を複数抱えておられる。例えば肺炎に加えて糖尿病、あるいは糖尿病で認知症も合併したりしている。以前は、一人が単一疾患を抱えるというようなケースが多かったけれど、いまは慢性の複数疾患を抱える高齢者が増えている。

そうしたパラダイムシフト（当たり前だった認識や価値観が大きく変わること）に、どう対応するか。

患者さんが抱える病気には個別性があります。どの病気を優先的に治すかを、全身状態を考えながら治療していかなればならない。

それだけではなく、おそらく医療費の問題も出てくるのではないかとも思います。高齢者によっては経済状態も違います。治療に使えるお金が潤沢《じゅんたく》にある人もいればそうでない人もいる。そうした切実な問題とも向き合いながら、またどういう老後の生き方を望んでいるのかということも聞き取りながら、進めていかなければなりません。

そうした状況に関して、どう対処するかという回答は一律に得られるものでもなく、回答は指導医にもありません。したがってその教育ができる段階にはないように思います。もちろん米国にそうした答えが用意されていないのはあきらかです。こういう現場性、地域性の高い問題は、在宅医療や離島・僻地における医療でより表面化しやすいと思われます。こうした患者さんにどんな医師がアプローチしやすいかといえば、総合診療医であろうと思うわけです。

その点、ずっと総合診療医を育ててきた中部病院の、病歴聴取と身体診察でどこまで診断仮説を絞り込めるかという能力を磨いてきた私たちの診療スタイルが、これからほんとうの力を発揮するだろうと思うし、中部病院には一定のアドバンテージがあるだろうと考えています。私たちが当初から目指してきたものは、時代が変化して、いまの時代にちょうどマッチする部分が増えてきたと感じています。これからは、堅持してきた総合診療医を育てるノウハウを、いま医療の現場にフィットした姿にアップデートしていきたいと考えています。

（参考文献）
『良医の水脈　沖縄県立中部病院の群像』安次嶺馨著／ボーダーインク
『初期臨床研修指導の実践ガイド　いかに良医を育てるか』宮城征四郎著／羊土社
『医師が沈黙を破るとき』徳田安春著／カイ書林

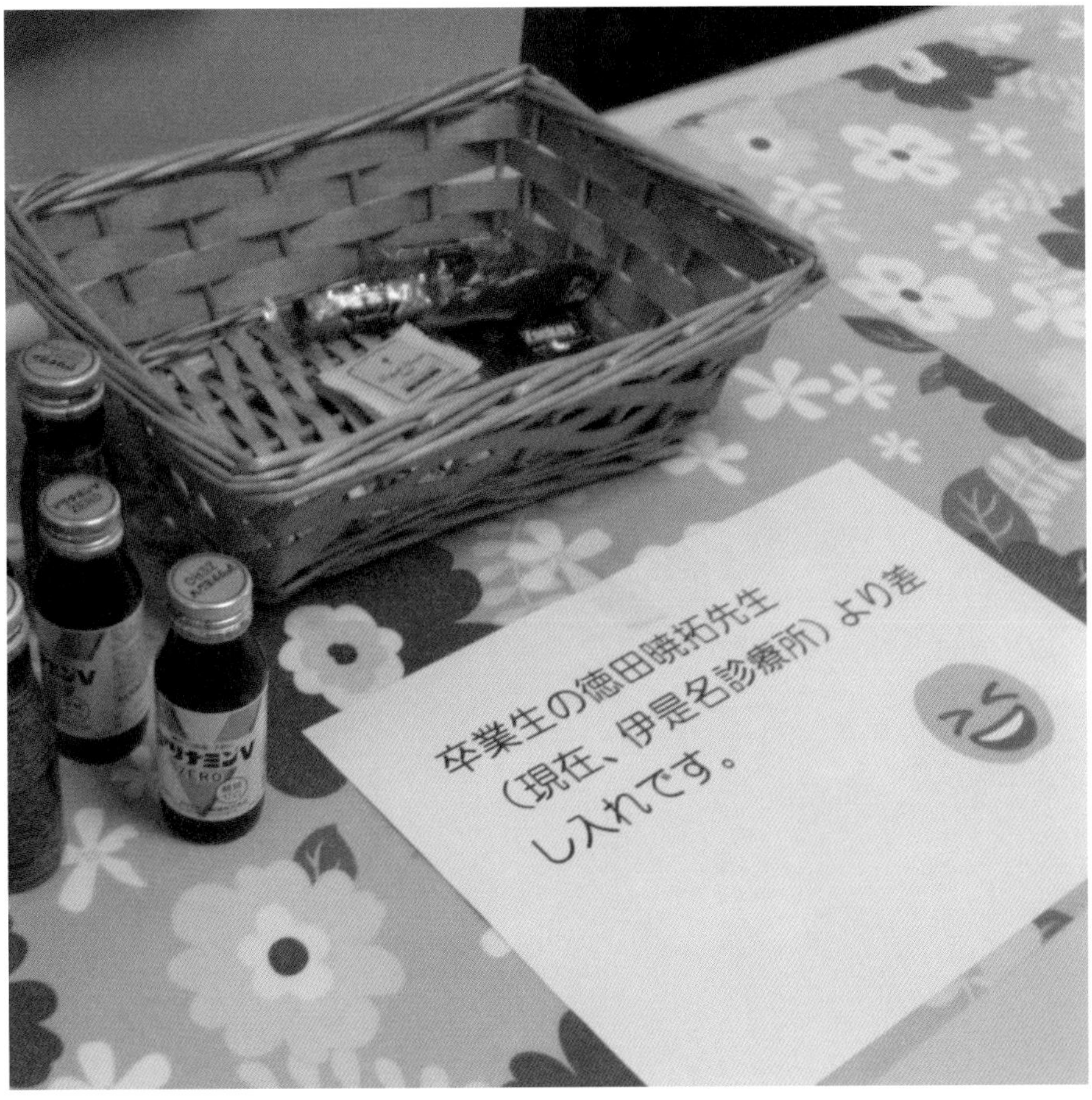
卒業生の徳田暁拓先生
（現在、伊是名診療所）より差
し入れです。
図書館入口にあったカラダとココロの支援物資（先輩からの差し入れ）

特集1

沖縄でなぜ「良医」が育つのか

良医育成の進化系 「群星《むりぶし》沖縄」に集った医師たちの現在

——正しく診察できる医師を育てる〝最後のチャンス〟に始動したプロジェクト

取材・文　西所正道

研修医に臨床現場を任せる実践的な研修風景に驚く

「どこの病院も一緒だな」

仲間直崇《なかまなおたか》さん（46）は、宮崎大学医学部4年生の夏休み、故郷・熊本県内の主だった病院をいくつも回り実習を受けていた。卒後臨床研修を受けるのはどこがいいのかを知りたかったのだ。

ずいぶん早くから研修のことを考えた活動なので、優等生タイプの学生を思い浮かべるかもしれないが、仲間さんは1～3年生までそれぞれ1回ずつ留年している。4年生になり、あと3年で医師になる自分をイメージしたとき、このままではマズいと焦ったのだ。

いい研修先を見つけて、まともな医師になりたいと思ったのだが、これといった研修先は見つからず6年生に。卒後研修を行う全国の病院が集まるフェアがあったので、いくつか回ったが、唯一ピンときたのが「群星《むりぶし》沖縄臨床研修センター」だった。ブースにいた、いわゆる沖縄風のおじさん医師と話した印象がずっと残っていて、帰宅後、その医師が所属する病院を調べると中部徳洲会《ちゅうぶとくしゅうかい》病院だった。さっそく見学に行くと……。

「そのときちょうど意識状態の悪い患者さんが救急車で運ばれてきて、その人を1年目の研修医が診察してＩＣＵ（集中治療室）に入室させているんですね。挿管するかしないかで悩んでいるところで、指導医が来て相談して、という状況を間近で見ました。こんなに研修医に担当させるんだと驚きました。ここなら自分のような駄目人間も少しはまともな医者になれるんじゃないかと思って、飛び込むことにしました」

「一般社団法人 群星沖縄臨床研修センター」（以下、群星）——。

設立されたのは２００３年である。翌04年にスタートする新しい卒後研修必修化に合わせて、沖縄県内に拠点を置く基幹型病院4施設（＝当時、現8施設）と、協力型病院・施設（現20施設）が力を合わせて研修医を育てるという趣旨である。

基幹型は、研修医の教育・育成を主に行うことが認められた病院、協力型は、研修医教育を補完し、基幹型病院と協力して、臨床研修コースの一部を実施する病院を指す。他県にない珍しい取り組みであった。

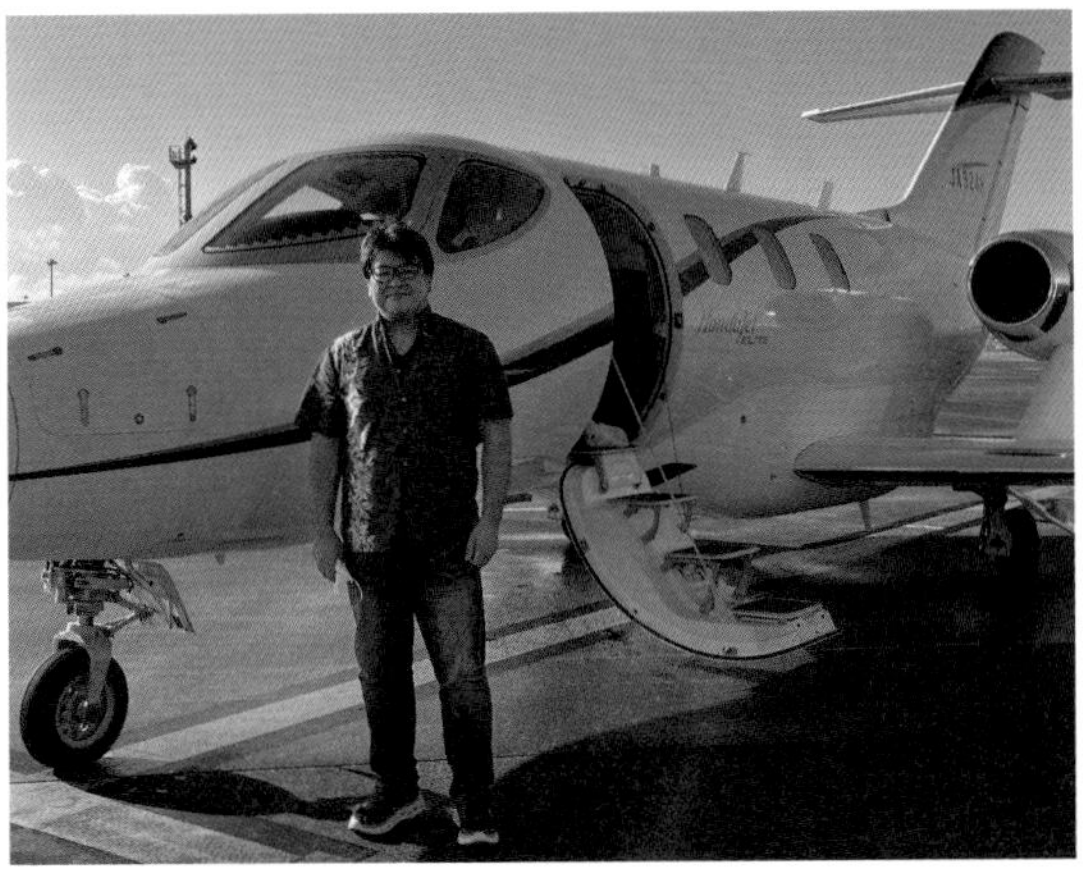

仲間直崇（なかま・なおたか）

中部徳洲会病院消化器内科部長、臨床研修委員長、北谷病院訪問診療科非常勤、野生のテノール。
宮崎大学卒業、中部徳洲会病院（研修医）、飯塚病院、聖隷三方原病院／日本内科学会総合内科専門医、消化器病学会専門医、消化器内視鏡学会専門医。

満天の星のごとく研修医一人ひとりが輝く研修とは

なぜ違う文化を持った病院が結集することになったのか？ 群星設立当初から事務局長を務める宮《みや》里達哉《ざとたつや》さんは次のように話す。

「臨床研修制度に関しては沖縄県立中部《ちゅうぶ》病院を先頭に、琉球大学医学部も実績がありました。もちろんそれ以外にも研修指定病院ができていましたが、教育のレベルや指導医の教育能力もやる気もバラツキがありました。それを複数の病院が団結し、切磋琢磨《せっさたくま》することで研修のレベルアップを図るというのがそもそもの発想でした」

初代センター長に招聘《しょうへい》したのは、県立中部病院病院長の宮城征《みやぎせい》四郎《しろう》さんであった。

宮城さんは病院長を務める傍ら、厚生労働省医師臨床研修検討部会委員として、臨床研修制度改革に力を尽くしていた。宮里さんによれば、新プロジェクトにかけるその意気込みは並々ならぬものだったという。

「このチャンスを逃したら、日本の医学教育はさらに遅れを取る。患者さんを正しく診察できる医師を育てる、最初で最後のチャンスなんだ」

宮城さんは、常々日本の医学教育のレベルの低さを嘆いていた。

「日本とアメリカの医療教育は、子どもと大人の腕力ぐらい違う。雲泥の差があるんだ」

「日本に医学教育はないんだ」

「群星」には、「研修医一人ひとりが満天の星のごとく志高く輝いてほしい」という思いを込めた。

研修制度が動き出すまでに1年しかない。宮城さんは準備のため、多忙を極めた。

まず、指導医がキーマンだという思いから、宮城さん自らモデル教育回診を各病院で何度も実施した。研修医を対象にした教育回診とは、どんなことをすればいいのかを実践して見せたのだ。

また中部病院の医師を講師として呼び、指導することもあった。

「群星沖縄良き指導医12箇条」（35ページ）を定め配布した。宮里さんが印象深いのは、

《後進の臨床的成長を、邪魔せず、喜び、心から支援する》

「指導医だからと傲慢に振る舞って（例「オレの背中を見て学べ」）、研修医の成長の芽を摘み取るなといいたかったんですね。一緒に学ぶ姿勢、支援が大事だと」

「グローバルに、世界の医師と友だちになりなさい」が宮城さんの口癖だった。それもあって、アメリカの病院に指導医を派遣した。

当時、ピッツバーグ大学医学部教員で、のちにスタンフォード大学医学部准教授を歴任する赤津《あかつ》晴子《はるこ》さん（現・国際医療福祉大学副学長）と宮城さんが親しかったこともあり、その協力を得て、1回あたり4、5人の指導医グループが同大学で学んだ。

指導医は、ほとんどがそれぞれの病院の中堅クラス。大人数では研修の効果が薄くなると、少人数制をとった。滞在期間は2週間ほど。宮城さんが第1回視察団を率い、視察から沖縄にもどった指導医は目の色が変わるように研修医教育システム作りに傾注した。合計11回の視察団を送った。宮里さんが振り返る。

「アメリカではレジデント（研修医）のプログラムがどういうふうに運営され、指導医は研修医に何をどう教えているかということを詳細に視察させてもらっていました。視察した指導医は帰国後、研修システム作りに取り組みました」

日米の交流を図るべく、アメリカのチーフレジデントクラスの医師を沖縄の各病院が受け入れた。

新しい臨床研修が始まってからは、毎月1回の指導医の講習会、

Faculty Development（指導医の教育能力を高める取組み）、各病院の研修委員長が集まる会議が月に2回。また、2ヵ月に1回は、理事長・院長会議が招集された。

　さらに、研修医向けにセンター長教育回診が各病院で行われた。

　宮里さんによれば、患者の了解が得られたら、その場でベッドサイド教育回診が始まったという。宮城さんは初対面の患者を前に、主治医である研修医のプレゼンテーションを聞き、ディスカッションする。宮里さんが振り返る。

「宮城先生は、〝患者が教えてくれる〟ということを研修医によくおっしゃっていましたね。〝臨床の答えは常にベッドサイドにあるのだ〟とも。つまり患者さんとよく話して、身体所見を取って診察していくという診察の基本を徹底したかったのだと思います」

　研修医が成長し、新しく入ってきた研修医に指導する〝屋根瓦方式〟は県立中部病院の文化が受け継がれている。

　そうして群星の薫陶を受けた医師たちは、1期生から20期生まで合計1218人。研修修了後、彼・彼女たちはどんな活躍をしているのか。群星の研修で学んだことがいまの医療活動にどう役立っているかを、3人の医師に聞いた。

厳しくも充実した研修が「良医」を育む必要条件

　その一人が冒頭に登場した3期生、仲間さんだ。2006年から中部徳洲会病院で初期研修を受けた。

「4～6月までは私が診察していると、1年上の先輩がぴったりと横についてくれたのですが、7月には〝独り立ちの儀式〟が行われて、それ以降は外来も救急車で運ばれてくる患者さんも1年生の私たちが診ました」

　ただ、どうしようかなと悩み始めると、不思議と1年上の先輩がどこからか現れて、必要なアドバイスをして去って行った。

　その謎が解けたのは2年生になり、自分が教える側になったとき。電子カルテを逐一チェックしながら、1年生が迷いはじめている気配を察知したり、救急対応の現場にさりげなく近づいて様子をチェックし、ピンチの表情を浮かべたり、看護師からのヘルプサインを受け取ったりした場合には、助け船を出すのだった。

「患者さんの安全を担保しなければいけない――これは絶対です。だから2年生にかかるストレスというのは1年生以上だということが、自分がやってわかりましたね」

　後期研修の3年生は「スタッフドクター」と呼ばれるのだが、さらに強いストレスを感じる立場だということが身に染みてわかった。〝研修医の主治医〟（独立心）を育てるために、少し離れた場所で電子カルテとにらめっこすることになる。わずかなバイタル（生命兆候）の変化から患者の変化を察知して危険の芽を未然に摘み取っていく。3年生には、わずかなサインをどう解釈するかという高度な観察力が要求された。

　仲間さんは、自らの研修体験を振り返って、こういう。

「楽しかったかと問われたら、楽しい日は1日たりともなかったと答えます。研修修了後数年たって中徳（中部徳洲会病院）を訪れた時、病院エントランスで私は足がすくみました。そして後に、それが僕だけの現象ではないことが判明しました（笑）。〝トラウマなのかも？〟なんて思うわけです。それだけ厳しかった。でも、すごく充実した時間だったし、中徳で研修し本当によかったと思っています」

　研修を修了すると、時期は違えどそれぞれ病院を去っていく。

　仲間さんが沖縄を離れ、福岡県の飯塚《いいづか》病院に移籍したのは医師4年目の09年のことである。

　移籍の理由は3年目に徳之島《とくのしま》で離島研修をしたとき、悔しい経験をしたことが関連している。

　吐血した男性がいた。その日、島に内視鏡の検査・治療ができる医師は自分だけで、緊急内視鏡を試みるも出血場所の同定ができなかった。島に輸血はなく、生血（採血したままの血液）輸血を行いながら、その時知っていることのすべてで対応したが、残念ながら息を引き取った。

「食道静脈瘤《じょうみゃくりゅう》破裂でした。遺族からは責められることはなかったですが、他の医師がやれば助けられたかもしれないと自分を責めました。それまで総合診療医を目指していたのですが、緊急内視鏡を完全にマスターしたいと思い、九州で有数の緊急内視鏡件数を誇る飯塚病院に行くことにしたのです」

　ひたすら内視鏡の腕を磨いた。確かに技術は上がった。が、内視鏡しかできない自分に物足りなさを感じ、肝臓、胆のう、膵臓《すいぞう》にも精通するため、12年、静岡県の聖《せい》隷《れい》三方原《みかたがはら》病院に活動拠点を移す。

ここでは消化器系の診察に関する腕を磨くだけでなく、ホスピス、緩和ケアにも目を開かされた。さらに三方原病院自慢のドクターヘリにも積極的に乗り込み、救急対応の経験も積んだ。

患者さんがいるからこそ医師は医師でいられる

そうして16年、中部徳洲会病院に戻ることになった。

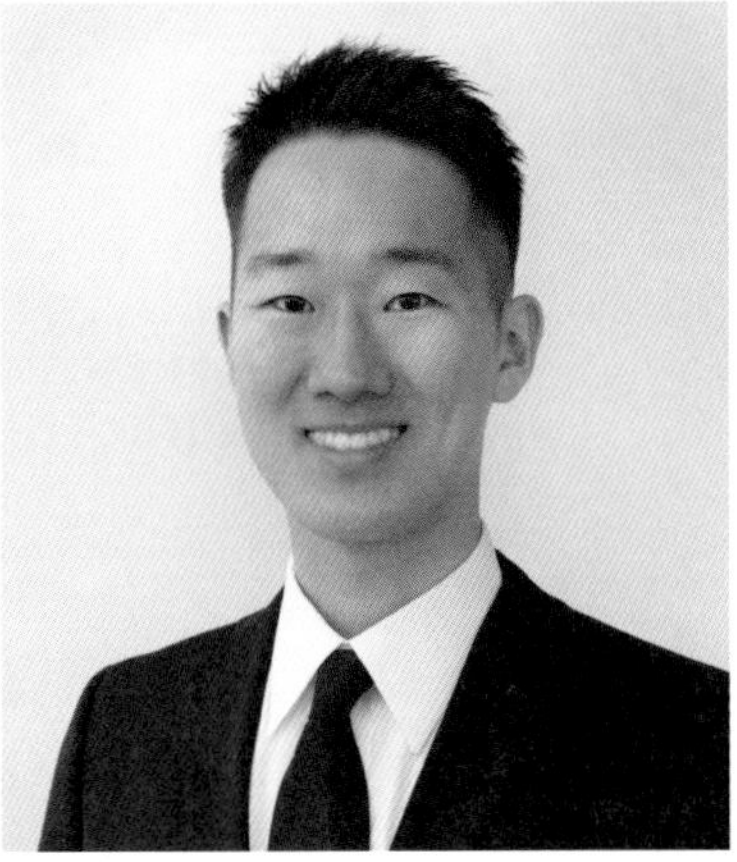

髙礒甫隆（たかいそ・ほだか）
Children's National Medical Center 小児科レジデント。
徳島大学卒業、中頭病院（研修医）、横須賀米国海軍病院、三沢米国空軍病院。

17年には研修委員長に就任した。

「自分の研修委員長としての最低限の職務は、2年間病気やケガも含めて、安全に卒業させること。あとは当院自慢の〝研修副委員長軍団〟5人に任せて、私は調整に徹する。私が出て行くのは、研修医が本当に困ったときでよいと思っています」

どこまでも控えめな委員長だが、印象的な出来事としてあげるのは働き方改革だ。

仲間さんが研修医のころは、当直明けに帰宅することなどなかった。しかし委員長就任から間もなく、当直明けは昼までに家に帰そうという案が出てきた。以前の仲間さんだったら拒否していただろうが、ふと飯塚病院でいわれたことを思い出した。

「悪魔のような上司は部下を休ませるんだ。要は、休ませて戻った体力をきっちり明日、仕事で返してもらうんだ」

実際自分が当直明けに帰宅してみると、翌日、体が軽いことがわかった。自分が中部徳洲会病院を離れている間に、雰囲気もかなりマイルドになっており、働き方改革はすんなりと実行された。

もう一つは、仲間さんの専門である消化器関係の改革だ。与論島《よろんとう》と沖永良部《おきのえらぶ》島の離島で研修している医師に対して、24時間消化器相談ができる体制をつくったのだ。診療中に困ったことがあれば、「ライブ・オン」というシステムを介して電子カルテを共有し、質問できる。内視鏡的逆行性胆管膵管造影（ERCP）など、緊急を要する場合には、仲間さんが病院専用のセスナ機で急行する。

「研修医3年目にもなると、診断をほぼ間違わないぐらいに育つんです。上級医と何が違うかというと〝自信〟です。患者さんの状態が悪くなると、自分がダメだからなのではないかと不安になる。そんなときに上級医がデータに基づいて、『これは誰がやっても同じ判断だったよ』と支えてあげれば切り抜けられるんです」

こうした支えがあれば、自分たちがトラウマ寸前になっていた恐怖体験から、逃れることができる。

このシステムは、島で暮らす人のためにも活かせるという。島民の中には、重篤になり沖縄本島の病院に行ってはどうかと提案しても拒むケースがある。もう島に戻れないかもしれないからだ。しかしこの相談システムがあれば、島で可能な限りの治療を望む患者の、気持ちに添うことができる。

「こうした相談は、私も研修医も成長できる。今後はこれをシステム化して、私がいなくても稼働できるようにしていきたいです」

相談システムは消化器にとどまらず、他科にも応用が可能だろう。

研修委員長の職務はなかなか慣れないが、研修医の上に立つ者として、ロールモデルになった人がいる。宮城征四郎さんである。

印象的なエピソードがあるという。宮城さんといえば、当時から雲の上の人だった。そんな人が「教育回診でしゃべったことで、1カ所間違いがあることに気づいたんだ」と、仲間さんに電話で訂正の連絡をしてくれたという。

「一人ひとりに丁寧に対処するその姿勢は、自分が研修生を教える立場になって参考にしました」

もう一つ、仲間さんは大切にしている宮城語録がある。

「患者さんがいるからこそ、君たちは医師でいられるんだ。患者さんがいなければ、君たちはたんなる医学知識マニアだ」

群星プロジェクトが始まって20年、中部徳洲会病院で研修した2

00人近い医師で、リタイヤしたのはたったの一人だけだという。厳しい中でも、絶えず丁寧に研修医に接した結果だろう。

患者本人や家族とじっくり話し合うことの大切さを知る

2人目は髙儀甫隆《たかいそほだか》さん（30）。沖縄本島中部に位置する中頭《なかがみ》病院で研修し（16期）、その後、神奈川県横須賀市の米国海軍病院、青森県三沢市の米国空軍病院を経て、5年目の2023年夏に渡米した。現在、アメリカ・ワシントンDCのチルドレンズ・ナショナル・メディカルセンター小児科レジデント（研修医）として研鑽《けんさん》を積んでいる。

「3年間レジデントとして学んだあと、PICU（小児集中治療室）のフェローシップ（特別研究員）があるので、PICUの指導医としてアメリカに残れたらと思っています。僕の目標は、〝世界中の子どもを笑顔に〟なので、それをできるようにしたいんです」

髙儀さんが、アメリカで小児科レジデントになろうとする背景には、中頭病院で研修した2年間が少なからず影響している。

兵庫県生まれの髙儀さんが医師を目指したのは、中学3年生のとき。当時、小児科医不足がメディアで取り上げられていた。ならば自分がなろうと考えたのだ。

徳島大学医学部4年生のとき、未来を決める医師と出会う。医学英語を教える矢田圭吾《やだけいご》さん（現・聖路加国際病院小児外科副医長）である。矢田さんはアメリカ留学前だったこともあり、アメリカに行く意味を熱く語った。その姿に引き込まれ、髙儀さんは〝自分も〟と思った。また矢田さんの研修先が中頭病院であったことも奇縁だった。

「矢田先生によると、沖縄県は医療者へのリスペクトがあって、研修医が一線で働くことが当たり前だという認識があると教えてくれました。また、救急外来では基本的に研修医が診ることがルールのようになっているから、厳しい現場だけど雰囲気はいいのだとも」

中頭病院へ見学に行くと、忙しそうではあったが楽しそうな雰囲気があり、この病院に決めた。

初期研修のローテーションの最初は外科、中盤からは総合内科などを担当した。患者を診ることが多く忙しかったが、患者とじっくり話したり、患者の治療をどうするかについて、上級医や看護師と議論したことが記憶に深く刻まれている。外科では、ちょっと怖い指導医の指示で、「研修医は、あいた時間に患者さんの話を聞いてなんぼだ」といわれ、40代のターミナルケア（終末期医療）を受ける女性患者のもとを、時間があると何度も訪ねた。

「気心が知れてくると、主治医にも話さないような訴えなどを、ふと漏《も》らすことがありました。それを主治医に伝えて参考にしてもらったりしていましたね。ローテーションが終わるころ、その女性が〝あなたがいてくれてよかった〟といってくれました」

総合内科では、例えば口から栄養をとりにくくなった高齢者に、鼻からチューブをいれたり、胃瘻《いろう》を設置したりすることについて考えたり、指導医と話し合ったりした。患者の活動レベル（ADL）や予後などに関する判断材料を集めて検討すると、チューブや胃瘻は肉体的に厳しく、本人が望まない場合が多かった。

「ご家族にも実状を説明して、年齢も考えたうえで、最期を迎える準備をすることをお話しする場合もありました。とにかくご本人、ご家族とじっくり話し、納得していただきながら進めていくことの大切さを学びました」

研修先に恵まれていたことに改めて気づかされたのは、髙儀さんの祖母の入院先での出来事だった。本人の意思も確認せず胃瘻をつけられていたのだ。嫌がっているので取り除いてほしい旨を病院側に伝えたところ、要求は認められた。いざ胃瘻が外されると、食欲が戻り、元気を取り戻した。

「昔ながらの治療をしている病院もあることに驚きましたが、同時に、自分は患者さんサイドの気持ちに立った医療を学べるいい病院にいるのだと気づかされました」

効果が実証された治療法のみを〝引き算〟で絞りこむ

研修が2年目になると、年下の研修医を教える立場になったが、やや苦い思い出がある。髙儀さんは自分に厳しい分、それを1年生にも求めてしまったのだ。レクチャーの出席率が悪いときの注意、薬の処方のあり方など、指導の仕方がどうやら細かすぎたようだ。すると「髙儀先生は厳しい」と、研修の最後になって指摘を受けた。

「いまアメリカで、2、3年目の

シニアレジデントから指導を受ける側になっているのですが、やはりおおらかな人のほうが楽しくできるな、と実感しています」

　中頭病院にはロールモデル（良いお手本）になる指導医がいた。

　新里敬《しんざとたかし》さん。研修管理委員長で副院長も務める感染症内科・総合内科医だ。

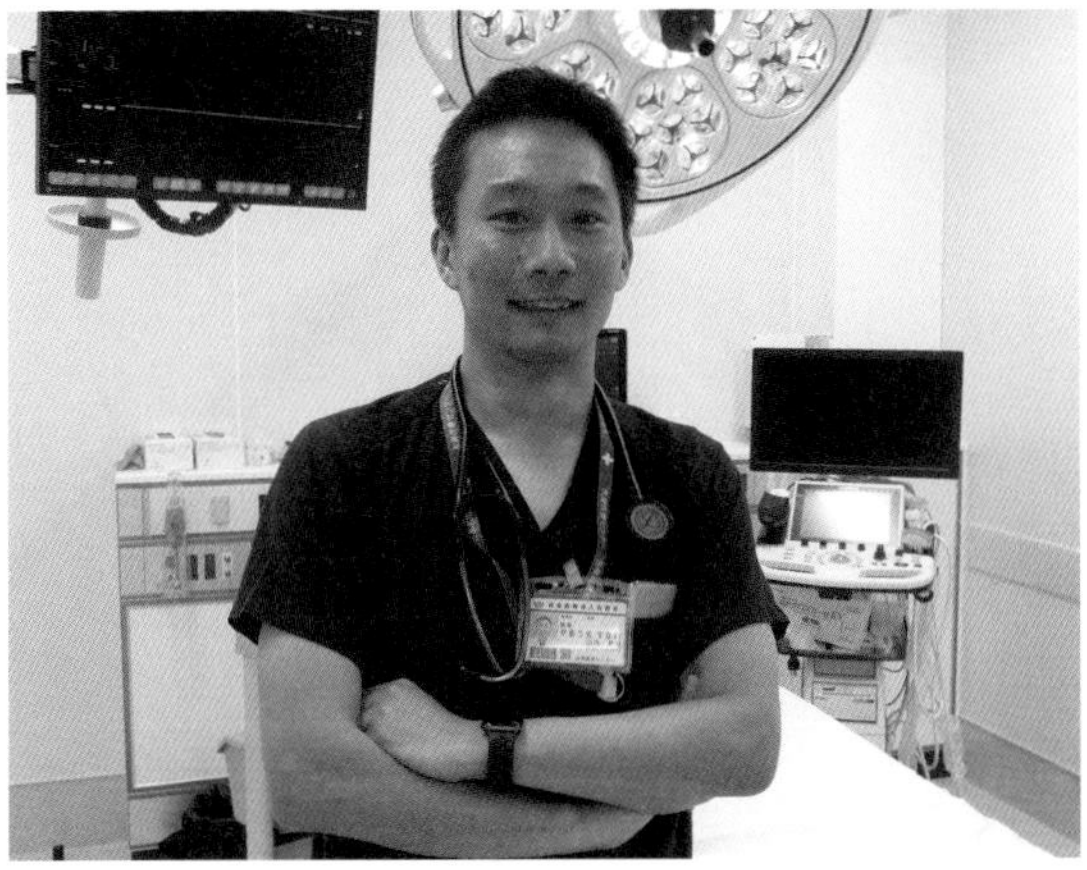

山内素直（やまうち・すなお）

友愛医療センター救急科部長。筑波大学卒業、浦添総合病院（研修医）、在沖縄米国海軍病院、東京ベイ浦安市川医療センター救急科、ノースショア大学病院ジュニアリサーチフェロー、アイオワ大学病院救急部レジデント、ニューアーク・ベス・イスラエル医療センター救急部（EMS／災害医療フェロー）／米国救急専門医／米国EMS専門医／日本救急医学会救急専門医。

「人格者なんです。医師としては経験も知識もきわめてレベルが高い。でも、『自分たち指導医が思ってもいないことを若い君たちは考えているから、自信をもって自分の考えをいってほしい』とおっしゃる。いつも研修医の味方だったし、廊下で会ってもフレンドリーに話しかけてくれました。放任だったし、のびのびできましたね。仕事量からしたら、殺伐《さつばつ》としてもおかしくないのに、雰囲気は和気《わき》藹々《あいあい》としていたのは、新里先生の人柄のおかげだと思いますね」

　髙議さんにとって転機になったのは、中頭病院2年目のローテーションで体験したICUである。いまアメリカで小児科のPICUに進もうと思っているのは、この体験が影響しているのだ。

「とにかくスタッフが優秀で、〝Less is more〟を実践していました。つまりミニマムな医療。集中治療室だとどんなことをしてでも人を助けようとして、薬や点滴、機材で患者さんを取り囲んで混沌《こんとん》としがちです。しかし中頭病院では、余計なものは省き、論文などを吟味した上で、エビデンスが確立した治療法だけをピックアップして臨んでいたのです。つまり〝引き算〟の治療。そういう治療法は魅力的でしたね」

　そうして回復した患者を見るにつけ、自分もできるようになりたいと思ったという。

　実はPICUと並行して活動しているのが国際保健である。世界各国に医療支援をする仕事だ。

　髙議さんはすでにJICA（国際協力機構）が支援するカンボジアでの活動に参加している。

　近年、大きな高速道路が整備され、その影響で交通事故が多くなったり、経済や食生活の変化によって生活習慣病が増えたりすることが予想されている。それに備えて、交通事故や脳卒中、心筋梗塞《こうそく》といった病気に対応できるような救急や診療の基盤をつくるのが国際保健の仕事だ。

「現地を回って医療機関の救急などの設備をチェックする一方で、医療従事者の実技テストをし、足りない部分を研修などでレベルアップする。やりがいがあります」

父親の急逝がきっかけで フライトドクターを目指す

　アメリカで6年間、救急医療を学び、2020年に沖縄に戻った医師もいる。

　山内素直《やまうちすなお》さん（42）。浦添《うらそえ》総合病院で初期・後期研修を受けた5期生である。いまは沖縄本島南部、豊見城《とみぐすく》市にある友愛医療センター救急科部長を務め、研修医の指導にもあたっている。

　山内さんの医師の原点は、東アフリカのケニアだ。小学5年のとき、福岡県職員の父親がJICAから2年間派遣されたので、一緒に海を渡ったのだ。

「日本とは比べものにならない劣悪な環境で、ストリートチルドレンもいました。高度な医療も受けられない。病気になったらどうするのかと考えたとき、将来こういう人を助けられる存在になりたいと、医師を目指そうと思いました」

　筑波大学に入学。2年生のとき、うつ病を発症し1年間休学。療養中、支えてくれたのは父親だった。だが復学した年の夏、父親が登山中に急逝する。熱中症だった。病院に駆けつけると、大学の先輩医師がいた。彼がいった。

「ドクターヘリが普及したら、助けられる人が増えると思う」

　もともとテレビ番組でER（北米型救急医療）に興味を抱いていた山内さんは、そのとき救急に進むことを決意する。

医学部6年生のとき、浦添総合病院がドクターヘリなど救急に力を入れていることを雑誌で知り見学に行く。指導医に熱い情熱を感じた。フライトドクターの夢を語ると、

「うちで頑張ったらいいよ」

と激励され、サポート体制があることを聞き、浦添総合病院で初期研修を受けることに決めた。

印象に残っているのは、宮城征四郎さんのこと。幸運にも教育回診で自分の症例をフィードバック（改善点や評価を加え、軌道修正を促す）してもらった。また、最初から検査や画像に頼らず、まず患者と話し、触診など身体所見を大事にすること、バイタルサイン（生命兆候）の解釈などについて受けた指導は、いまも反芻《はんすう》することがあるという。

救急への熱い思いを抱いていた山内さんだったが、3年目の後期研修で、目標だったドクターヘリのフライトドクターを経験できたあたりから、張り詰めた気持ちが緩んでいるのに気づいた。

そんな山内さんを方向転換させる出会いがあった。

若いアメリカ人軍属。出血性ショック、骨盤骨折などの重症多発外傷で、搬送されたときは瀕死《ひんし》の状態。重症外傷の患者を管理するのは初めてだったが、在沖縄米国海軍病院の医師などと密に連絡をとりながら、飛行機で母国に帰国できるまで安定させることができた。

「数カ月後、彼にアメリカで会ったのです。すっかり元気になっていて、医師として誇りや存在意義を強く感じました。また、やってやれないことはないとも。同時に〝コンフォート・ゾーン〟、つまり心地よい場所を飛び出さなければ自分の成長はない。厳しい環境に自分を置き、チャレンジしようと渡米を決断しました」

11年に在沖縄米国海軍病院、翌12年、東京ベイ・浦安市川医療センター救急科を経て14年に渡米。アイオワ大学病院で救急レジデントとしての研鑽を積んだ。

さらに災害医療を学ぶために、ニュージャージー州に移ってフェローシップを1年経験した。いわゆるドクターカーに関しての知見も深めた。重症患者が病院に来るまで待っているのではなく、直接自分で救急現場に専用車両で駆けつけ、現場で診察と処置を開始して患者を搬送するのだ。初期治療開始を早めるため、救命率を高める可能性がある。病院に運ぶ前の治療ということで、「プレホスピタル医療」と呼ぶ。

研修で流した涙と汗は医師としての糧に必ずなる

そのころ、友愛医療センターの移転・新築に伴い、もともとあったER型救急をテコ入れするため、山内さんに白羽の矢が立った。

「設備は素晴らしかったんです。でもそれを十分使いこなせる人が育っていなかった。そのとき思いました、解決するキーは研修医だと。救急は魅力的な仕事だと思ってもらえれば、長い目でみて救急科に役立つだろうと考えました」

研修医に、これまで山内さんが学んできたことを教え込んだ。とくに強調したのは、〝プロフェッショナリズム〟である。

「医師としての自覚と誇りと、目の前にいる患者さんを絶対に助けるのだという責任感を持つこと」

その気持ちをもって研修に臨むか否かで、2年間の成長度合がずいぶん違ったものになるからだ。

勉強して知識や情報をたくさん知っているのに、救急患者が入ってくると逃げているような医師はもったいないと思う。

「研修1年目なんて、うまくできないことが少なくありません。自分も研修医時代は、同期や上級医をみて、なんで自分はこんなふうにできないのかと劣等感にさいなまれたものです。精神論といわれるかもしれませんが、研修で流した涙と汗が自分の糧になります」

とはいえ、救急の現場にいると、多種多様な患者が運び込まれる。間違った診断をしたら、人を死に至らしめることもある。

ベテランの山内さんでさえ、いまも救急の現場は怖いという。むしろ「怖さがなくなったら医師として終わりだ」とも話す。

「怖さがあるから、必死で学ぼう、あるいはもっといろいろな患者さんに接していこうと思う。また慎重さも生まれるのです」

怖さに向き合い、目の前の患者を絶対に助けるというプロフェッショナリズム——これが、新型コロナが蔓延《まんえん》した際、見事に生かされた。救急の存在を病院内外に知らしめる結果になったからだ。

山内さんによれば、コロナ前までは院内でも救急科に対する正しい認知がされていなかったという。

本来救急科とは、重症度や老若男女関わらず、苦しんでいる人がいたら診て、適切な初期治療と診断をし、安定化させた上で、専門医につないだり、場合によっては地域の医師につなぐ――そういう役割を担っている。

にもかかわらず、「困ったら他の診療科に任せてくるのが救急」とか「何科が診るのかわからないけど、とりあえず救急に送っておこう」などという認識の職員も少なからずいた。

しかしコロナ禍で、ひっきりなしに患者が病院に押し寄せる中で、救急科は決して逃げず、一丸となって立ち向かった。山内さん自身、血ヘドを吐くぐらい忙しかったが、コロナに立ち向かった。

「すると、他の科の先生や職員から〝頑張ってくれてありがとう〟といわれるようになったんです。救急科の位置づけや存在価値について理解が進んだのです」

山内さんはさらに、救急医がいることの意味を院内に伝えていこうとしている。働き方改革に活用できるからだ。

従来は救急科に、内科や外科などの専門医がヘルプに来ていた。が、それは専門医の負担を増加させることになる。

もし救急医がいろいろな患者を診る力をつければ、専門医の負担を減らせるだけでなく、専門外来や病棟に入院している患者に専門医が時間を費やすことができる。

また、これまで院内の専門医が診ていた患者を、地域の開業医などに紹介することで専門医の負担を減らせる。それを成し遂げるには〝General minded ER physician〟を一人でも多く育てることだ。つまり、どんな症状の患者も総合的に診察し、前記した通り、適切な処置をして専門医につなぐ役割を果たす医師の育成だ。山内さんはそれを目下のビジョンとして掲げている。

山内さんの話を聞いて思い出したのは、群星のセンター長・徳田安春さんの言葉だ。

「いろいろな病気を総合的に診ることができる医師を育てることは、群星の大事な役割の一つだ」

徳田さんはインタビューの中でこう質問してきた。

「コロナによって沖縄が医療崩壊しなかったのは、なぜだと思いますか？」

徳田さんはこう続けた。

「ジェネラル（総合的）な初期研修をした人たちが、この20年の間に群星のプログラムで前線を支えたからなんです。専門医もコロナ患者を診ていた。われわれは患者ファーストで診ているから。でも、コロナとは別の新しい感染症は遅かれ早かれ絶対に現れます。そのときにまた医療崩壊を起こさないためにも、ジェネラルな医師（総合診療医）を育てることは絶対に必要だと考えています」

沖縄県立中部病院の研修のあり方が、のちに初期研修制度のひな形になったように、群星の研修のあり方もまた未来の方向性を示している。

群星沖縄良き指導医12箇条

1. 患者に対して親切な医療を実践し、医学に対して謙虚である
2. medical intelligence,medical ethicsに常に意を用いる
3. 基本に忠実な幅広い総合的な知識を身につけ、活用する
4. 患者を全人的に診療し、臨床的諸問題の解決に意を尽くす
5. 自身が有する知識と技術を惜しむことなく、後進に伝える
6. 後進の臨床的成長を、邪魔せず、喜び、心から支援する
7. 判らない事は判らないと認め、研修医と共に学び成長する
8. 臨床的疑問点はその日のうちの文献検索で、これを解決する
9. 自己の専門領域のみでなく、常に非専門領域にも意を配る
10. 何処《どこ》の病院、何処の地に赴任しても当直と救急を担いうる
11. より良い研修システムの構築を模索し、実践し協力する
12. 院内外のカンファレンスには積極的に参加し、これを支える

特集1 沖縄でなぜ「良医」が育つのか

熱血対談

患者さんにとって「良医」とはどのような存在か？

――高齢者が増えるほど、総合診療医は必要になる

徳田安春《とくだやすはる》（群星沖縄臨床研修センター長）×和田秀樹《わだひでき》（精神科医、緑鐵受験指導ゼミナール代表取締役）

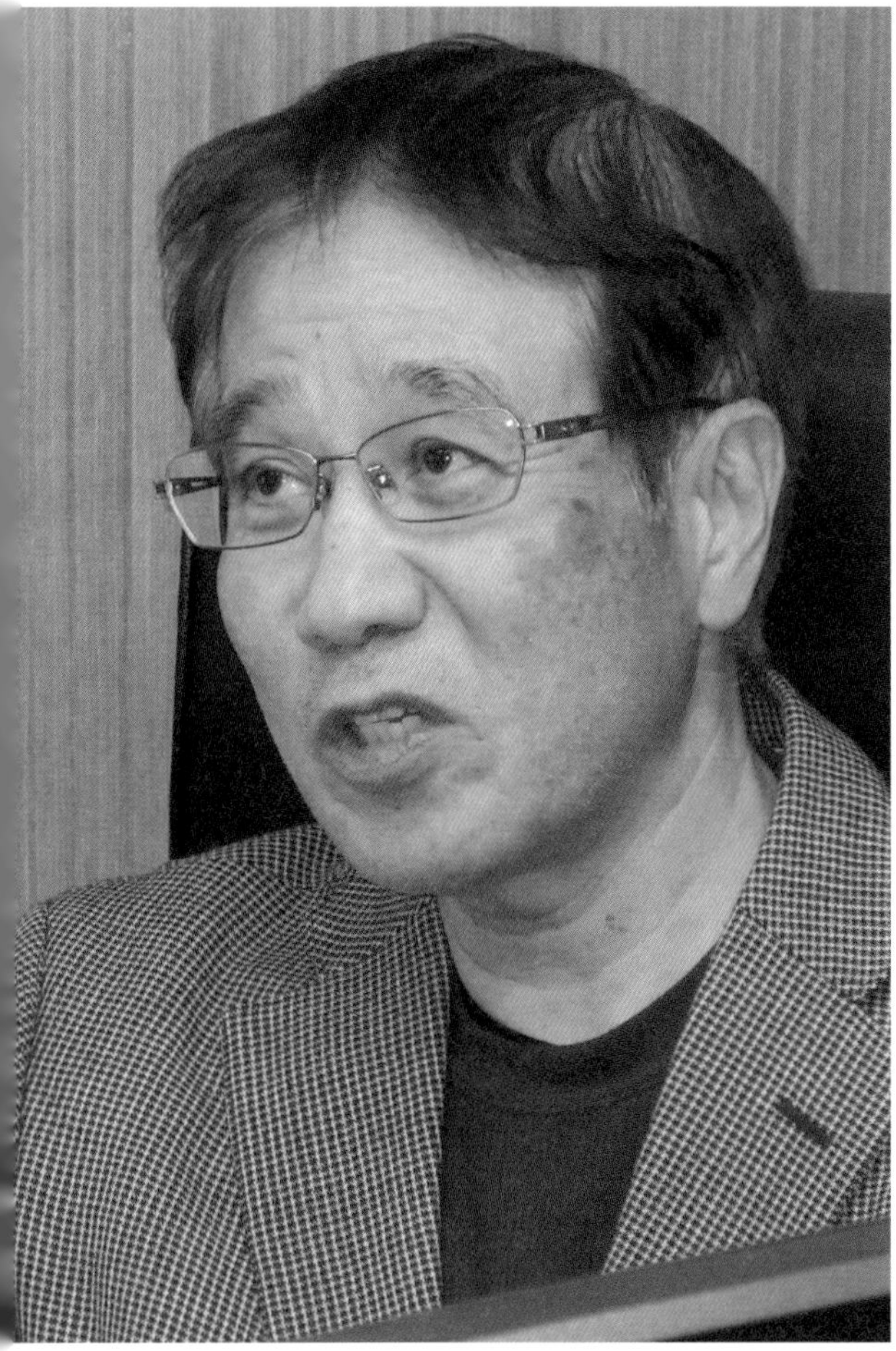

良い医師を育てるには国家試験を変えるべき

徳田　私は、医学部を卒業して国家試験に合格した「卒後研修医」を教育する仕事をしていますが、和田先生と今回お話する時間をいただいて、ぜひ聞いてみたいと思っていたことがあります。日々研修医と接して議論するのですが、患者さんへの共感に欠けていたり、基本的な倫理判断ができなかったりする人がいるのです。70人中2～3人はいるでしょうか。大学（医学部）入学時の選考に、そもそも問題があるように思うのですが、いかがお考えでしょうか。

和田　私としては大学の入学選考よりも、医学部の教育カリキュラムの中に、患者さんに共感する力や基本的な倫理判断を身につける授業がないことが問題なんじゃないかと思うんです。

　というのは医学部の学生は医師だけでなく、研究者になる人もい

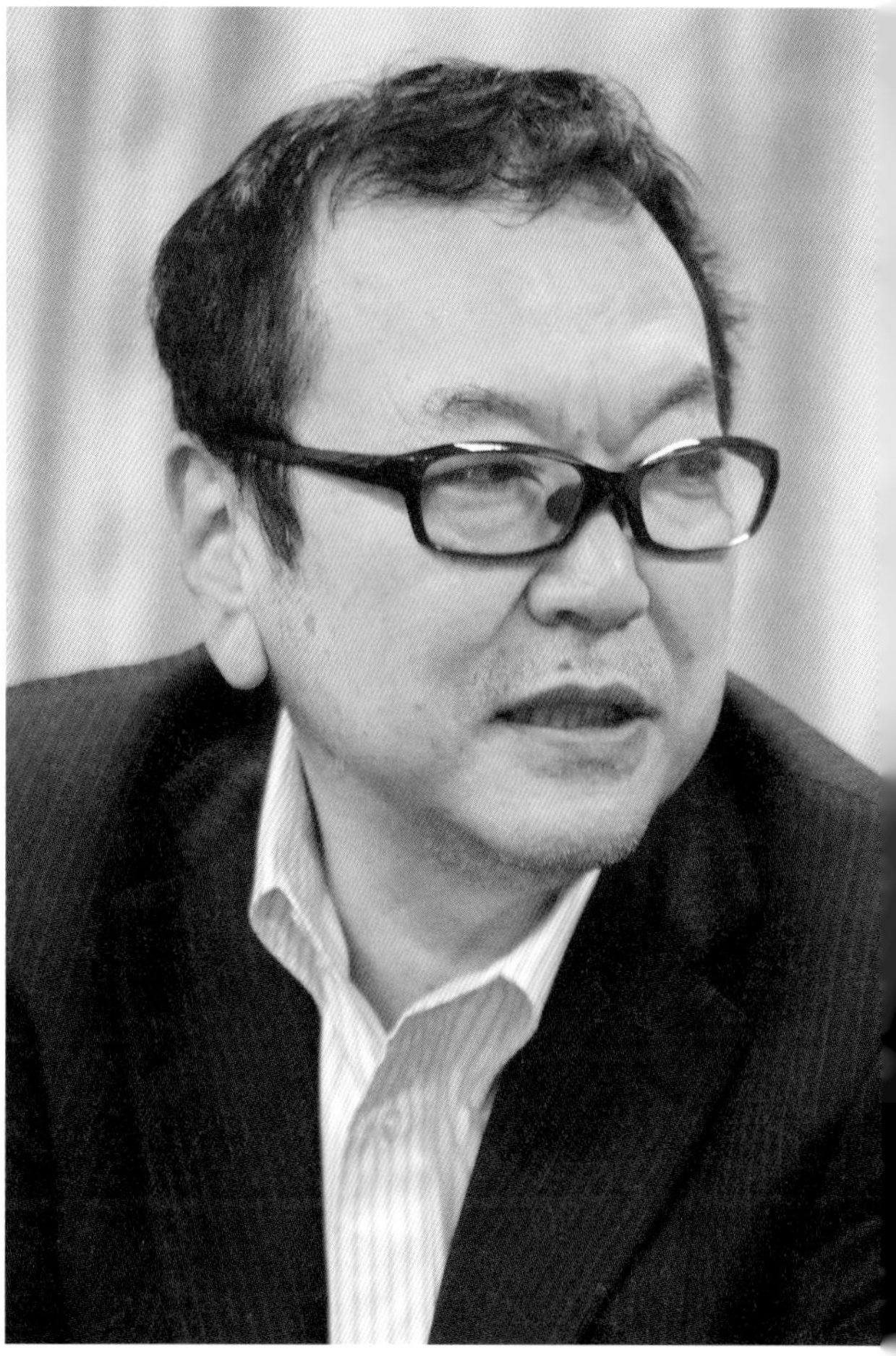

れば、製薬会社に入るような人もいるわけです。そのこと自体は悪いことではありません。だから、すべての医学生に、患者への共感や倫理的判断が必要なのではないのです。共感力やコミュニケーション能力、倫理判断を重視するのは入学選考ではなく、医師国家試験なのではないか、というのが私の考えです。

国家試験の中で、共感力やコミュニケーション能力、つまり患者さんへの説明能力や、倫理的判断を問う試験が実施されればいいのではないでしょうか。各医学部にとって国家試験の合格率は非常に重要なものですから、それをカリキュラムの中で教えざるを得なくなるでしょう。

仮に医学部入試の段階で共感力や倫理的判断について学生に問う方法を採用すると、大きく二つの問題がでてくると考えます。

徳田　それは、どのような問題点ですか。

和田　一つめは、私の勝手な思い込みかもしれませんが、現状の医学部の入試では面接官である大学教授の先生方のほうにこそ、考えに偏りのある人が多い気がします。

徳田先生のような立派な先生ばかりだといいのですが（笑）。

もう一つは、大学入試の時点では、受験生たちはまだ発達途上。大学生になってからでも共感力やコミュニケーション能力は伸ばすことができる、と私は信じています。

現状の医学部入試は、医学部進学のための予備校の先生たちだけが儲《もう》かるようなしくみになっています。学力よりも医学部受験のテクニックが重視されているからです。この状況が、医学部進学の予備校に通う機会が得られない地方在住の子どもたちや、経済的に恵まれていない子どもたちのチャンスを奪っているという印象を、私は持っています。そこに面接重視の要素まで加えてしまうと、地方在住や経済的に恵まれない子どもたちの医師になる機会を、さらに奪いかねないのではないかと危惧しているのです。

医学部には社会人経験者・文系人間がもっといていい

徳田　共感力や倫理的判断に問題があると思われる研修医たちと医療以外のいろいろな話題で議論してみると、もともと計算や数学的な論理思考が非常に得意で、「この人は医療分野でなくIT関連の分野に進んだほうが実力を発揮できるのではないか」と感じることがしばしばあります。このような状況が起こるのは、今の医学部入試の科目を見てみれば一目瞭然です。受験科目が理系重視のため、どうしても理系の生徒たちが合格者の大多数になってしまいます。

理系科目ができるからという理由だけで医学部を志望するのではなく、自分の能力を社会に対して発揮するために医学部以外の進路も考えるべきです。実際、医学部ではない理系領域の教育（科学、技術、工学、数学）が日本では弱いのではないか、と感じることがたびたびあります。

アメリカの「メディカル・スクール」では、学生の半分くらいは文系学部の卒業生です。和田先生のお考えはいかがでしょうか。

和田　日本の医学部生も、半分ぐらいはアメリカ型のメディカル・スクールのようなところで学ぶほうがいいと思っています。

少し補足させていただくと、アメリカの大学には少数の例外を除くと「医学部」というものがありません。アメリカでは大学院からでないと医学教育は受けられないのです。

一般の大学を卒業後、大学院に相当するメディカル・スクールに進学して、ようやく医師になる教育が受けられます。アメリカでは、人として豊かな経験を積んで医学以外の幅広い知見を持った人材が医師になるべき、という考えがあるのです。

　それに対して日本では、18歳前後の若者が理系科目が得意だという理由だけで、ついつい医学部を選んでしまうと傾向があります。

　私がアメリカ留学した際にお世話になった先生は、アメリカの精神医学の世界ではトップレベルの方なんです。その先生は大学では演劇学を勉強していた。演劇を学んだ人がメディカル・スクールの学生だった実例が身近に存在したこともあって、大人になっていろいろな経験を積んでから医師になる道を選んでもいいんじゃないか、と私も思うようになりました。精神科だったせいか、留学中、私の身近にはいろいろな仕事を経験してからメディカル・スクールに入った人が結構多かった。

　そういう人たちを見ていると、アメリカ型のメディカル・スクールのような仕組みが、いまの日本の医学教育にせめて半分ぐらいはあってもいいんじゃないか、という気がしています。

メディカル・スクールは日本の医師育成にも必要

徳田　まったく賛成します。私は以前、東京の聖路加《せいろか》国際病院にいたことがあるのですが、当時理事長だった日野原重明《ひのはらしげあき》先生とさまざまな活動を展開しました。日野原先生の最大の夢が、日本にメディカル・スクールを作ることでした。
　日野原先生は「大学を卒業した社会人、社会経験のある人の中で、患者さんを助けたいという気持ちを強く抱いている人たちに対して、メディカル・スクールのようなところで、病院の臨床現場での実践的な医学教育を受けさせてあげたい」という大きな夢があったんです。その夢は果たすことができなかったのですが……。
和田　いやー、それはぜひつくってほしいですよ。
徳田　最近はダイバーシティ（多様性）が大事だということが、欧米でも強くいわれているわけですが、文系の人、あるいは社会人のバックグランドを持つ人がどんどん医療の現場に入れるよう、「門戸は開かれていますよ」という仕組みを設ける。
　もちろん全部が社会人経験者や文系である必要はない。部分的でもそういう人々が医療の世界に入ってもらえるようになれば。もともと医療は弱者――病気の人を相手にする業界なわけですから、いろいろな立場や思いで一生懸命やってきた人たちが入ってこられるシステムが、日本にもできればいいなと思いますね。
和田　まさにその通りですね。それが実現しないのは結局、教育する側にちょっと考えの狭い人がいるからではないでしょうか。かつて東京医科大学の入試面接で、女性だけが一律に点数を低くされたとき、意外と問題にされなかったのが、年齢の高い受験生もかなり落とされていたという事実。
　いったん大学を出てから受けた人や社会人経験がある人を、一部の医学部では、わりと積極的に落としていたんです。「年齢の高い学生は国家試験の合格率が悪いから」という説もあるようですが、ともかく、男女差別だけでなく年齢差別も確かにあったわけです。
　多様性の時代ですから、社会経験を積んだ人材を、医学部はじめ医療の現場がもっと歓迎しないといけないように思います。
徳田　臨床医学の父といわれているウィリアム・オスラー先生の言葉に「臨床医学とはアート（芸術）であると同時にサイエンス（科学）である」という名言があります。アートに対する深い洞察力のある人が、サイエンスとしての臨床医学を行うことで、患者さんによい効果をもたらすと思うのです。
　多様性を考慮に入れた「開かれたメディカル・スクール」「医学系のプロフェッショナル・スクール（専門職を育成する大学院レベルの教育機関）」が、日本でも広がっていけばいいですよね。

総合医療に特化した医大が存在してもいいじゃないか

和田　さて、私は「医師の働き方改革」「医師の地域偏在と診療科偏在」「医師不足への対策」について、徳田先生がどうお考えになっているのかがいちばん知りたいところです。
　ちなみに、私は医師をもっと増やしていいという考えです。医師が増えれば増えるほど、ある種の競争原理が働くし、足りない地域にも医師が行く。また、医師の数が増えれば、医師一人当たりの収入は減るかもしれないけれど、働き方は楽になるはずだ——と思っているんです。

徳田　まったく同感です。

和田　私が勤めていた国際医療福祉大学では、創立当初から理事長の夢として、医学部新設をずっと願っていたのですが、なかなか認められなかった。また、医学部開設については、英語で授業を行うことが文部科学省の条件になってしまいました。「国際性のある医師を育てる」という意図はわかるけれども、それよりも、「総合診療に特化した医学部をつくる」とか、「地域医療に特化した医学部をつくる」といった条件を優先させ、結果として「特色のある医師を養成できる」「地域で働きたいという医師を養成できる」医学部をつくって医師の供給を増やしていく、というやり方はできないものでしょうか。

　もちろん、投下される税金を含めた医療費の問題もあるかもしれませんが、日本では高齢者の多剤服用（ポリファーマシー）も含めて薬剤費が多すぎますから、これを見直して医師の人件費に回せばいいと思います。

　とはいえ、ただ単に既存の医学部の定員を増やすだけでは、医師自体の質が現状のままになってしまう。そこで新しくて面白い切り口、例えば先ほど徳田先生がおっしゃったメディカル・スクールみたいな、多様な人材を受け入れて医師を育成する機関を増やしてほしいと思いますね。

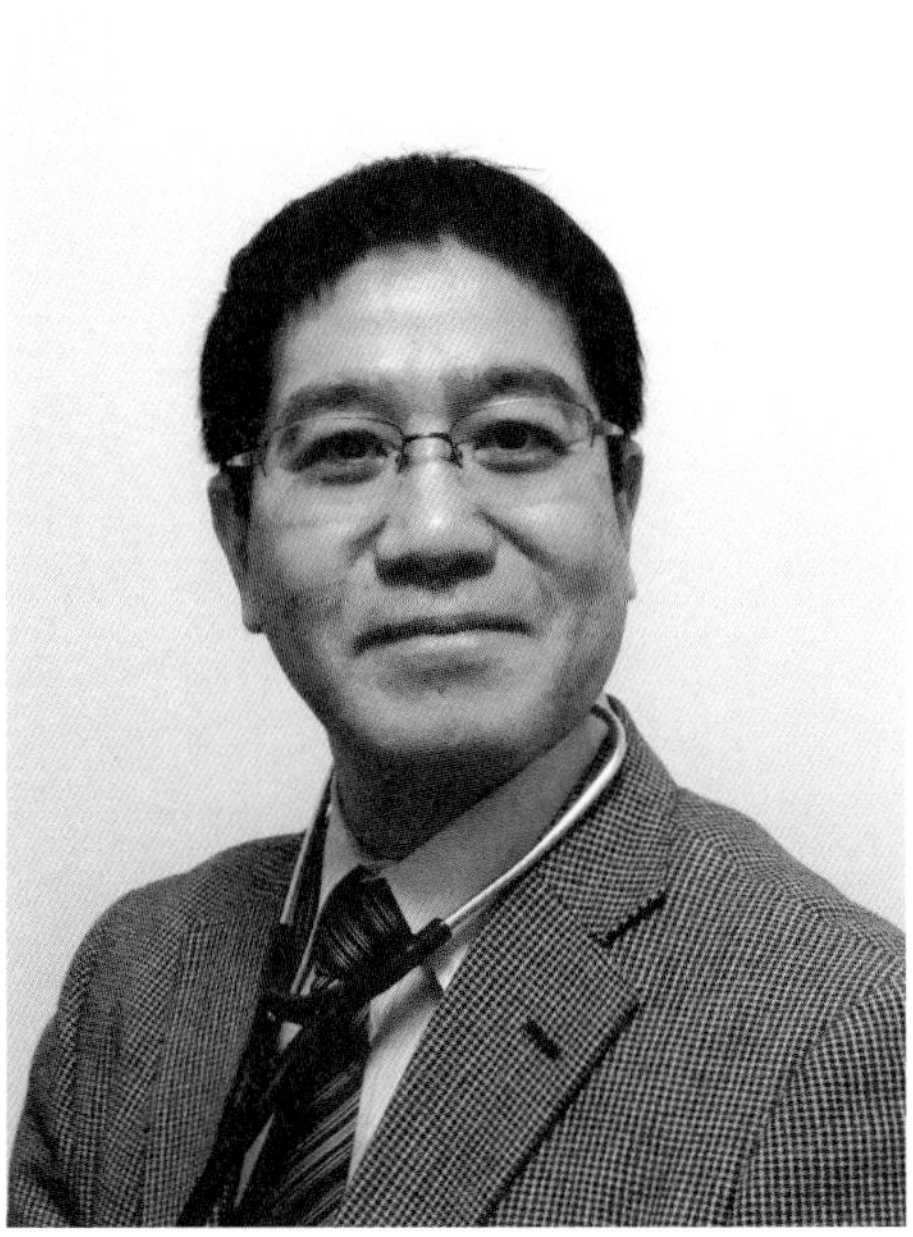

徳田安春（とくだ・やすはる）

1988年、琉球大学医学部卒業。総合診療科・総合内科医師。ハーバード大学大学院公衆衛生修士。医学博士。沖縄県立中部病院総合内科、聖路加国際病院内科医長、水戸協同病院内筑波大学附属病院水戸地域医療教育センター教授、地域医療機能推進機構本部顧問などを歴任。2017年より群星沖縄臨床研修センター長。筑波大学などの5つの大学の客員教授や非常勤講師を務める。著書に『病気にならない食事の極意』（三宝出版）など多数。

日本は先進国の中でも極端に医師数が少ない

徳田　ほんとうにそうですね。実は以前、コロナ時の医療についてデータを調べて、論文として発表したことがあります。そのときはっきりしたのが「医師の多い病院が、医療レジリエンス（耐久力）が高い病院である」ということ。患者数が爆発的に急増したパンデミックの状況では、どうしても医師の頭数は必要ですよね。

和田　おっしゃる通りです。

徳田　「医師が少ないと、レジリエンスが持たない（医療崩壊してしまう）」ということが、現実問題として各地で認められたわけです。それは地方だけでなく医師数が多い都市部でも認められています。コロナ禍で医師不足が明らかになってきた状況下で、日本では働き方改革がどんどん推し進めてられています。

　具体的には「時間帯による医師業務の分業化」「チーム医療としての医師の役割の明確化」が進められているわけですが、今後予想される「医療の高度化」も同時並行で進んでいます。がん治療一つをとっても、さまざまな治療法が開発されています。これはまさに、集団的な医療チームが必要になってきているということ。医師一人ひとりに異なった役割が求められているということですね。これまで「少ない人数であらゆることをやってきた医療」に対して、これからは「医師の人数を多くして、それぞれ個性的な役割を果たしていく医療」が、時代の要求にフィットすると思います。

　こうしたことから、われわれは以前から「医師数を増やすことを条件に医師の働き方改革を行わなければ、医療サービスは崩壊してしまう」と、行政に働きかけてきました。そうしないと、医師不足の地域では患者さんの病院受診は制限されます。実際、病院では救急車を断ったり、たらい回しする事態が起こっています。ＯＥＣＤ（経済協力開発機構）のデータを見ても、日本は先進国の中でも極端に医師数が少ないのです。

海外の医学部留学は医療分野の多様性を高める

徳田　欧米、特にアメリカではＮ

P（Nurse practitioner＝診療看護師）や、PA（Physician Assistant＝診療アシスタント）と呼ばれる人たちが、医師の診療行為の一部を代わりに行っています。イギリスでは、それでも医師が足りないといって、増やそうとしています。

日本では医師養成数の地域枠を増やしたことはありますが、それでも他の先進国と比べると、医師数は少ないし、働き方改革に追いついていない。現実問題として日々その現実に直面しているわれわれとしては、ぜひ医師数を増やすこと、そしてそのためには和田先生がおっしゃったような、特色ある「プロフェッショナル・スクール」を作ることに大賛成ですね。

実は私には一つアイディアがあって、すでに実行しているものがあります。それは医学部留学をどんどん推奨することです。ハンガリーやルーマニアなど東ヨーロッパが中心ですが、毎年1学年でトータル100人ぐらいの規模で日本人が海外の医学部に留学しているんです。実に一つの大学医学部を作ったぐらいの人数が海外で医学を学んでいるのです。こういう方法で医師数の分母を増やすことも、並行して推し進めています。

国際的感覚を身につけた医学留学生が臨床現場に帰ってくると、カンファレンス（診断内容や治療方針を決める会議）や患者さんのケアでも非常に役立つんです。外国人が多い沖縄のような地域の医療において、すでにリーダーとして活躍している海外留学帰りの若手ドクターもいます。こういった活力によって医療分野の多様性がさらに高まるんじゃないかと思いますね。

和田　私もハンガリー医科大学事務局の石倉秀哉《いしくらひでや》さん（代表理事）とは、ずいぶん前から仲良くさせていただいているので、徳田先生のような話を聞くと石倉さんはすごく喜ぶと思います。

徳田　私は医学部留学を全面的に応援しているのですが、問題は語学の勉強をしないといけないこと。また、海外での生活の大変さや、円安に伴う生活コスト高騰もあります。

こうした問題を解決する資金調達の方法が日本にあればいいのですが……。

和田　奨学金なども含めて、医師を目指す学生を支援するシステムの大胆な見直しが必要です。

専門医は独立開業する前に総合診療を勉強すべき

和田　アメリカの場合、専門領域ごとに専門医の認定委員会があり、専門医になるためのカリキュラムも厳密で人数にも制限があります。一方、日本の専門医は学会ごとに人数の制限は特に設けず認定しています。また日本の場合、臨床経験が乏しくても研究ばかりしている人ほど教授になる傾向があるので、専門医を名乗っていても、アメリカほど「専門医は当てにならない」という感じがあります。

このような状況で、日本の医師免許を更新する制度ができたとしても、採点・評価を大学教授にやらせてしまうと、例えば私のように一般の医師と逆のことばかりいっている人間は落とされてしまうのではないか、と懸念しています（笑）。医師免許を更新すること自体は良いことだと思いますが、どういう形で実施するかは、かなり慎重に取り組まないといけないでしょう。

さらに問題なのが、大学病院などの大きな病院で循環器内科だけを担当していた医師が開業するにあたり、「総合内科も訪問診療もやります」と看板に書いて開業することがあります。ところが、全身を診る総合診療的な発想がないと、専門医的な発想で三つの病気を抱えている患者さんに薬を処方すると、三つの診療科×三つの病気で九つの薬を出してしまうことが起こる。

そんなことにならないように、少なくとも「開業前の総合診療科研修の必修化」といったことを考えるほうが、現実的ではないかと思うのですが。

徳田　そういう事例は頻繁に見られますよね。「標榜《ひょうぼう》科は自由に掲げられる」わけですが、そのことを患者さんは知る由もありません。患者さんからすれば「この先生は○○科を標榜しているから大丈夫だろう」と思っていたとしても、実は○○科は専門でなかったりする。

卒後研修以降、医師としてのスキルは、医師個人の努力と医療に対する姿勢に委《ゆだ》ねられているのが現実です。けれど年齢を重ねるとともに能力的にも衰え、アップデートするための努力ができない。あるいはもうアップデートすることさえできない――そういう医師でも臨床現場で診療してい

世界各国の医師数の比較（OECD 加盟国他／人口 1,000 人当たり／ 2022 年）

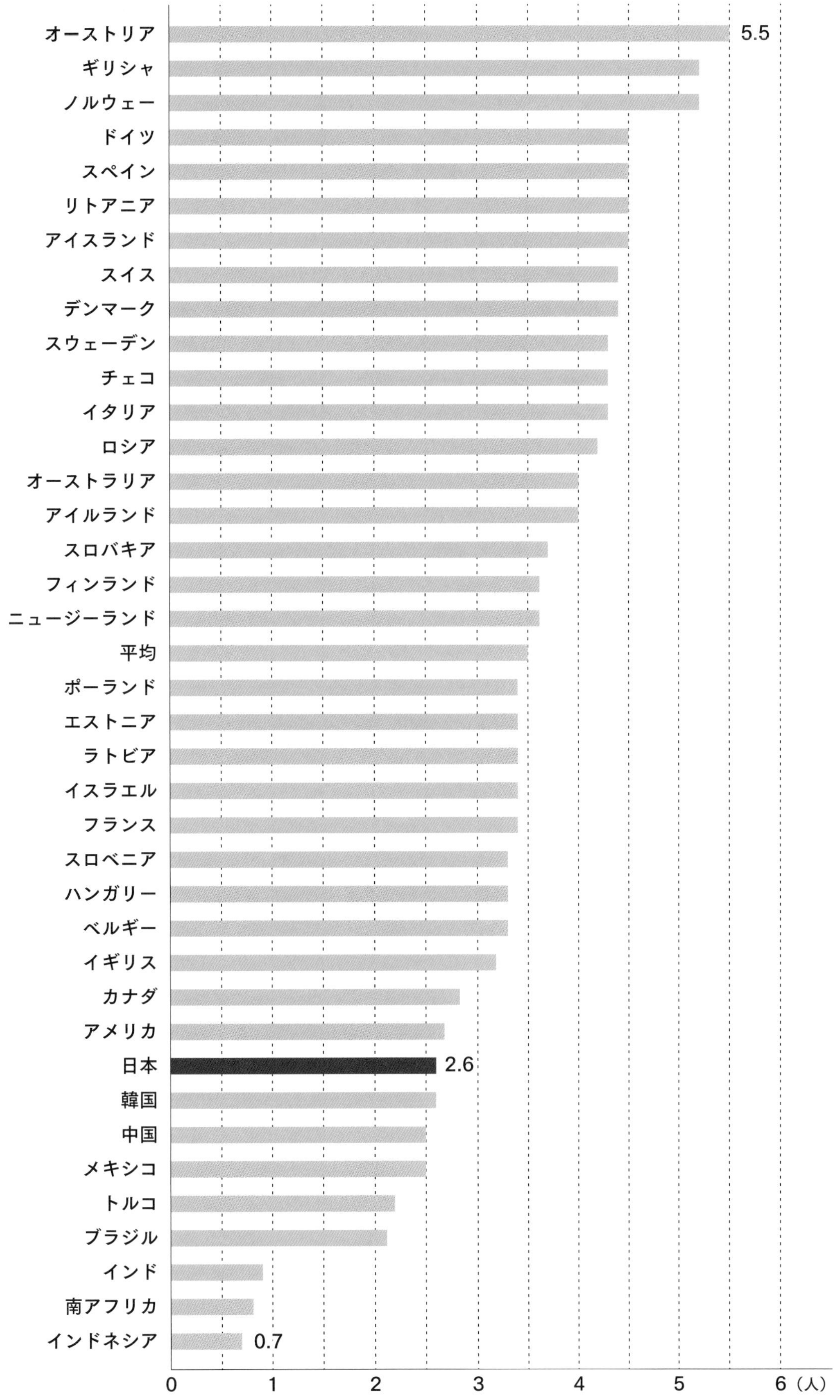

出典：OECD 主要統計

る。こういった医師に対しては、どういうふうな仕組みが考えられるでしょうか。

和田　仮に医師免許の更新をペーパーテストで行うとテスト対策ができてしまうので、やるべきではない。

むしろ、医師としての技術をきちんとアップデートするための、研修機関を設けることをおすすめしたいです。例えば、地域医療をやりたいのならば地域医療のための研修機関、総合診療を標榜したいのならば総合診療科の研修機関。開業するにあたり、患者さんの心の問題も診られるようになりたいのであれば、精神科・心療内科の研修機関で学ぶ――日本の場合、いったん医師になった後の研修機関が病院の医局にしかない、という現状がよくないと思います。

徳田　しかも、たまにある医師向けの勉強の機会というのが製薬会社主催のもので、薬の宣伝が絡んでいる。患者さんの診断についてとか、新しいガイドラインについてとかいった、ほんとうに大事なテーマが前面に出てくることはほとんどありません。

いま和田先生がご提案されたような研修を一般の開業医が受けられるようになれば、日本の医療も変わるでしょう。

日本の総合診療医は現在の10倍は人数が必要

和田　徳田先生は地域医療を担い、総合診療の教授もしながら医療政策にも取り組んでいるわけです。私が常日頃疑問に思っているのは、総合診療科が大学病院に増えていますが、どこも小さな医局扱いで、正規のスタッフが教授と講師と助手くらいで、併せても4、5人しかいないケースが多いことです。「このような状態は問題だ」と、とある県立医科大学の総合診療科の教授から聞いたことがあります。

日本での専門医と総合診療医の比率は、どのぐらいを目指すべきなのか。徳田先生のお考えをお伺いしたいのですが。

徳田　日本の総合診療医は医師全体の2%程度ですから、少ないですよ。

和田　それは、まずいですよね。

徳田　現在の10倍は必要だと思います。その理由は、高齢化が進むことで、慢性疾患を抱えていることが多い高齢者が患者さんの主体となってきているからです。高齢者のケアを継続的に行うためには、幅広い診療の守備範囲を持った総合診療医がプロフェッショナルとして、同時にかかりつけ医として高齢者を診ることが理想だと思います。

一方で日本人の場合、どうしても「何か専門分野を一つ持ちたい」という歴史的・文化的な欲求があります。得意分野ということを考えてみると、総合診療医も「感染症の得意な総合診療医」「精神医学が得意な総合診療医」「整形内科が得意な総合診療医」といった、何か一つ得意な診療科を持つ。病院だったら、得意分野を持った総合診療医をそろえて、プライマリ・ケア（身近で何でも相談に乗ってくれる総合的医療）を含めた診療を中心に行い、得意分野も診療もできますよと告知する。

それと、大きな病院で総合診療科が成功している例を見てみると、総合診療科が入院と救急も担当しているケースがほとんどなんです。

和田　総合診療科で、ですか。

徳田　そうです。外来の患者さんだけを診て、「救急患者は診ません」「入院患者は診ません」では、大病院全体の役割における総合診療科の役割は何なのか、と問われることになります。総合診療科が大病院で機能するためには、再診や外来患者さんだけでなく、「緊急性の高い疾患を扱う救急チーム」そして「入院しても診てくれる医療グループ」の両方がそろった総合診療科だと、成功している例がけっこう多いですね。

和田　いろいろな大学が総合診療科を新設していますが、「名前だけ総合診療科にしました」みたいなものも散見されます。そこに対して、国からの指導も必要なのではないでしょうか。

徳田　実は「総合診療科」についての明確な基準はないんです。守備範囲や役割がはっきりしていないまま、大学病院が名称だけ「総合診療科」と名乗ることによって、これまで総合診療について学んでこなかった先生たちが「自分にもできます」と手を挙げて総合診療科のポストに就いてしまう例がしばしば起こっています。このようなケースが増えてくると「総合診療科は誰でもできるのか」という印象を持たれてしまう。総合診療に対するネガティブなイメージを生み出す原因の、一つになっています。

現場到着時間及び病院収容時間の推移

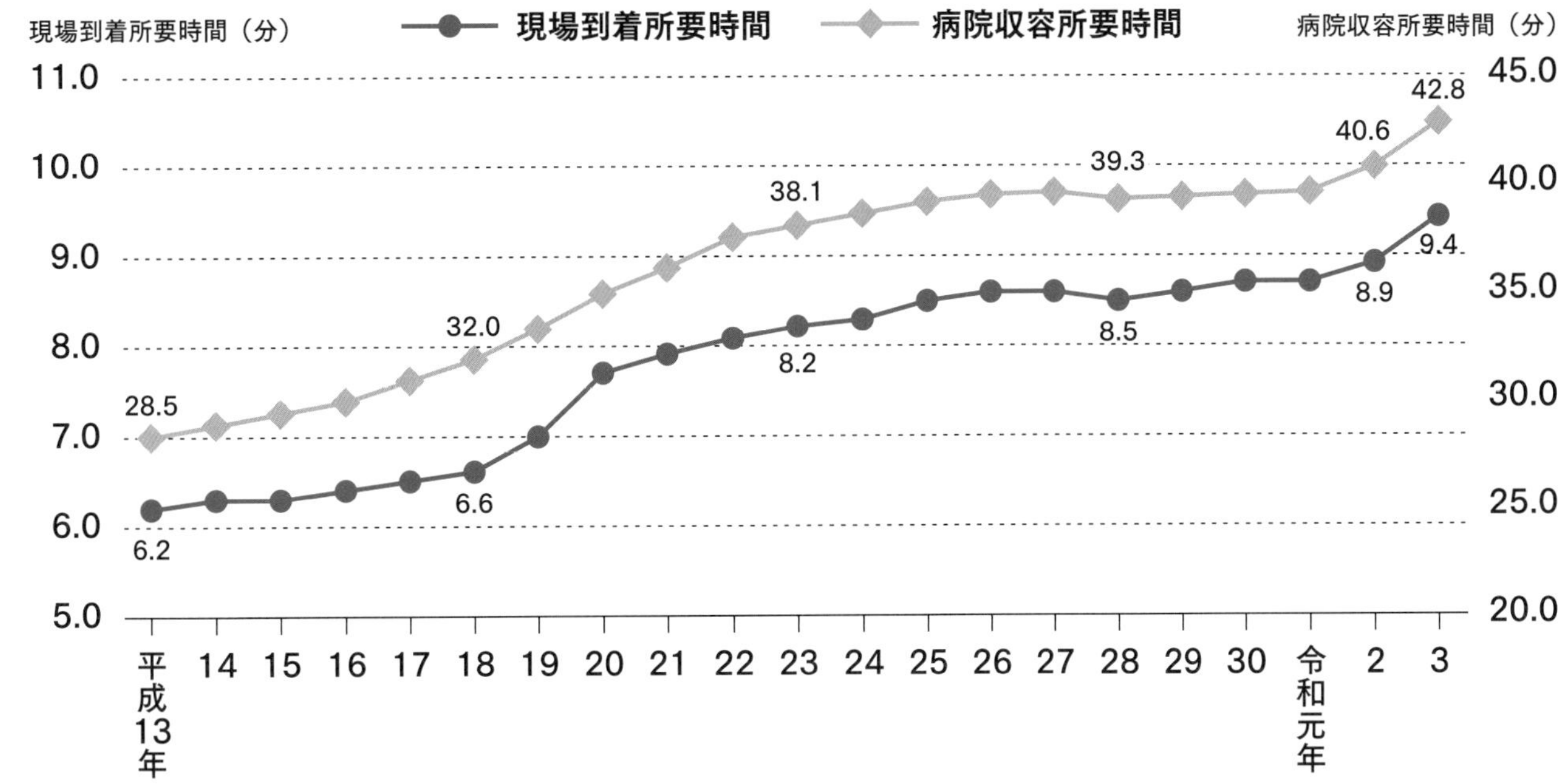

出典：消防庁（令和 5 年）
※東日本大震災の影響により、平成 22 年及び平成 23 年の釜石大槌地区行政事務組合消防本部及び陸前高田市消防本部のデータを除いた数値により集計

高齢の患者さんを診るには栄養学は非常に重要な学問

和田　総合診療では、プライマリ・ケアが大事になってくると思います。日本の場合、精神科は「敷居が高い」「薬を多く飲ませる医師が多い」「カウンセリングの教育を受けていないし、カウンセリング・マインドを持っていない医師が多く、人の話を共感的に聴かない」といった声をよく耳にします。なので、総合診療医が心の問題も扱ってくれると、非常にありがたいなと思うのです。総合診療における心の問題の位置づけについて、徳田先生はいかがお考えでしょうか。

徳田　私は『総合診療』（医学書院）という雑誌の編集を10年ほどやっています。いまは編集顧問ですが、毎年の特集の中で重点的に取り上げているのが「心の問題」です。さまざまな精神科の先生たちと特集を創り上げています。精神科の先生方から上がってくるトピックは、私たちにとって非常に勉強になります。

総合診療の現場では、まさに心の問題を扱うことが求められていると感じているのです。今後は認知行動療法などの先生方にも、どんどん力を発揮していただきたいですね。

和田　もう一つ、日本の医学教育の中で大きな欠陥だと思うのが、栄養学の軽視。徳田先生の著書に栄養学の本があるのを知ってびっくりしたのですが、私のように高齢者を診ている医師からするとQOL（生活の質）の向上、フレイル（加齢による心身の衰え）の予防など、長寿時代には実は医学、薬学以上に栄養学が大事だと思っているんです。にもかかわらず医学教育の中で栄養学は非常に軽視されている気がします。総合診療や予防医療をやるにあたって、栄養学はすごく大事だと思うのですが……。

徳田　私たちが経験する症例でも、さまざまな栄養障害の方がいらっしゃいます。ビタミン欠乏症、微量元素欠乏症は珍しくないケースになっています。例えばビタミンC欠乏による壊血《かいけつ》病などは、日常診療でよく見られます。タンパク質や脂質など、さまざまな栄養素の欠乏がどういう病態を招くのかということを日常的に経験しているわけです。ところが研修医と議論してみると、栄養学の側面からの考察ができない。これは明らかに医学部教育での栄養学軽視の結果ですよね。医師国家試験でも栄養学にまで踏み込んだ問題はない。

　栄養学については、おそらく日本以外の国でも同じような状況にあるのではないかと思います。

和田　欧米の栄養学の場合、摂取過剰による害が問題になることが多いわけですが、私の印象では、日本――特に高齢者の場合、低栄養が大きな問題となっている気がします。

　栄養が足りないとどういうことが起こるのかという知識は、実は大事なことだと思っています。「やせればいい」とか「脂肪は敵だ」というような発想ではなく、栄養は「余っても確かに悪いけど、足りないと命にかかわってくる」ということを、もうちょっと知るべきだと思います。

徳田　精神科領域での摂食障害は先生も診られていると思いますが、ときどき救急室で私たちも診ることがあります。命にかかわるような低カリウム血症、低血糖で、さまざま症状が起こっているケースがありますね。そういった場合、研修医には栄養学の知識が乏しいため、ゼロから教えるということが少なくないですね。

訪問診療は患者さんを知るための貴重な情報収集の場

和田　徳田先生のお力で、栄養学がもっと医学教育の中に取り入れられることを期待しています。
　もう一つ、私は高齢者の診療の中で往診もやっていたことがありますが、いま訪問診療医がかなり増えています。半面、問題もありますね。
　一つはもともと専門医であった医師が訪問診療医になっただけで、専門医の発想が抜け切れていない人が多いように思います。また訪問診療は、医師にとっては、患者さんの家庭的な背景や経済的背景など、いろいろなことを知る機会であることが、あまり重要視されていないように感じています。徳田先生の中で訪問診療はどのような位置づけですか。
徳田　私も総合診療科の医師になりたての若いころから訪問診療をやっていましたが、患者さんの情報を収集できる範囲の広さは、診察室での問診の比ではありません。私がよくやっていることは、患者さんやご家族に事前に了解をいただいて、冷蔵庫の中を見せていただくことです。
和田　いいですね。
徳田　冷蔵庫の中にどのような食材があるか、どういう栄養をとっているかといった、診察室ではなかなか得られない貴重な情報が得られるわけです。また、部屋に飾られた若いころの写真を眺めると、その患者さんのライフヒストリーや、何を大切にされているかが一目でわかる。
　このような情報があると、患者さんの将来の変化に備えた医療や介護について、ご本人やご家族と、診療チーム（医師・看護師・介護士など）との話し合いを通して、意思決定すること（アドバンス・ケアプラン）もやりやすくなります。
和田　ただ訪問して採血し、血圧を測って薬を出して、というのではなく、患者さんのさまざまな背景を知るための「情報収集」というトレーニングを、もっとちゃんとするべきでしょう。
徳田　実際に訪問診療研修を取り入れているわれわれの仲間の病院では、半年でも3ヵ月でも訪問診療研修をやるのとやらないのとでは、研修医の意識が全然違ってきます。
　また、われわれはＮＰＯ活動も含めて、総合診療医として患者さんのために機能する、地域の役に立つ学習プログラムを開発しています。こうした学習プログラムは、できれば卒後研修で必須になればいいのですが、たとえ必須でなくとも、ぜひ多くの卒後研修で取り入れていただき、その修了証を患者さんに見せて、患者さんもそれを見て納得するというような仕組みを作り上げていきたいと考えています。
和田　先生のお話を聞いて「あるべき総合診療医」のイメージがしっかりと湧いてきました。本書のテーマでもある、患者さんにとっての「名医」「良医」像も具体的になってきました。
・全身を診ることができる（総合診療的な発想ができる）
・患者さんに対して共感的な接し方ができる
・社会人経験がある
・留学経験がある
・文系的発想ができる
・栄養学や心の医療の勉強もしている
・訪問診療の際、冷蔵庫の中を見せてもらう発想ができる

・家族の写真から患者さんの背景を想像できる

結構課題は多いけれども、卒後研修医としてちゃんとしたトレーニングを受ける人が増えれば、世の中に「名医」「良医」も増えてくるように思えてきました。

徳田　たいへん重要なポイントですよね。研修医一人ひとりが総合診療的なスキルを身に着けつつ専門分野に磨きをかければ、「日本版のスペシャリスト（専門医）は、実はジェネラリスト（総合診療医）のスキルもあるんだよ」という強みになる。それを全面に出してもいいのかなと思います。

和田　徳田先生には日野原先生の夢でもあったメディカル・スクールや、開業医たちが学び直せる研修機関をぜひともつくっていただきたいですね。

私は大学受験の書籍の執筆や、通信教育による大学受験のゼミナール事業もやっているのですが、地方の受験生や経済的に恵まれない生徒で医師を目指している子どもたちが、一人でも多く医学部に入れるようがんばります。

医師になるまで：アメリカの場合

高校卒業

↓

4年　**4年制大学**
主専攻の他に生物学、一般科学、有機化学、物理学を履修
※多くの場合、ボランティア活動経験が要求される

↓

学士号取得

↓

医科大学入学試験（MCAT）

↓

4年　**メディカル・スクール：医学大学院**

↓

USMLE：米国医師国家試験
（Step 1から3まですべてに合格することが必要）

↓

3～6年　**レジデンシー（初期研修）**

↓

Board Certification Examination：認定試験

↓

初めて一般内科・一般外科医として活動できる

↓

3～10年　**フェローシップ（専門研修）**

↓

専門医認証試験

↓

「内科医」「小児科医」などの「称号」を得ることができる

トピック

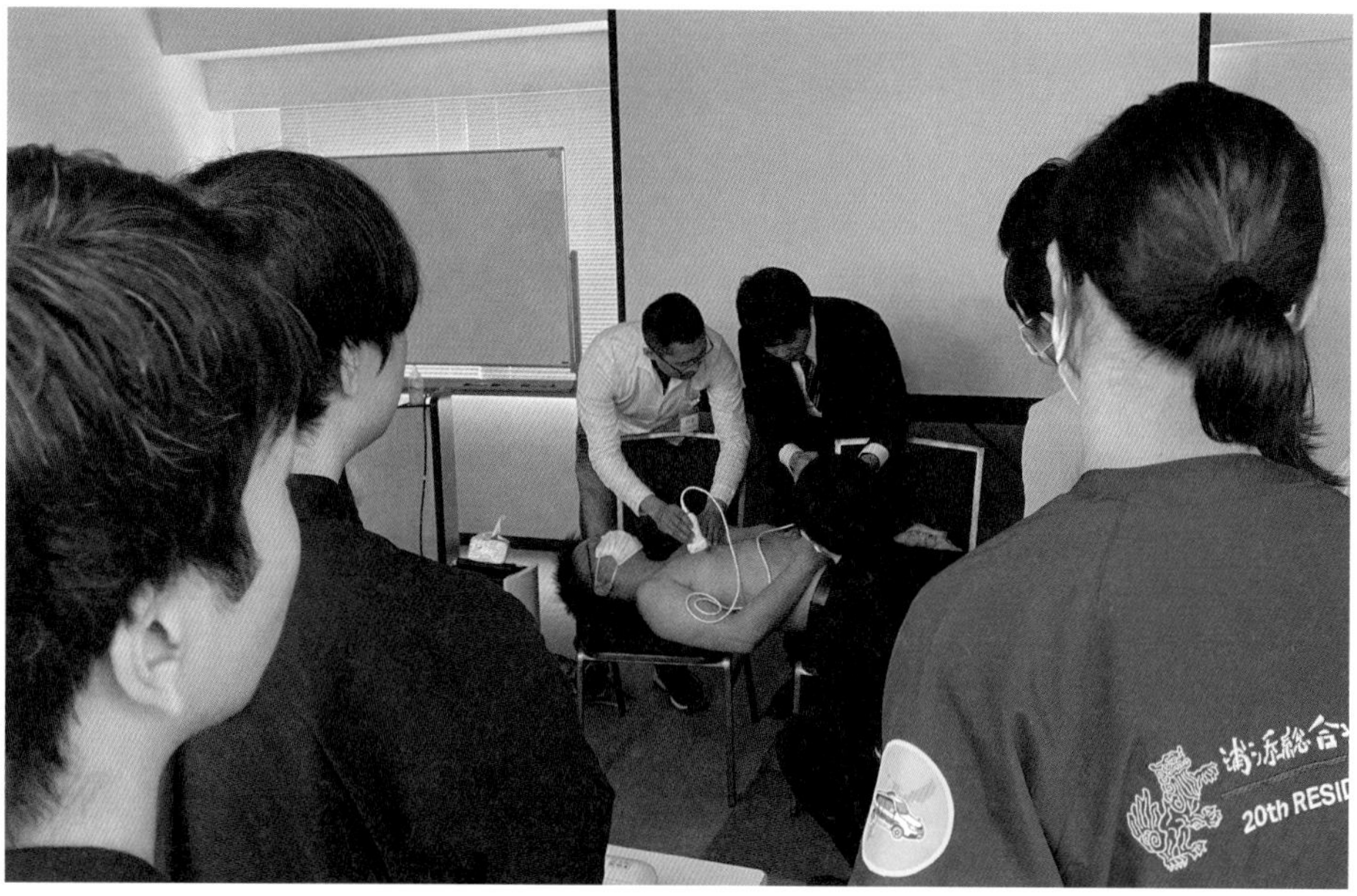

2024年3月23日、東京の京都新聞銀座ビルでは「群星《むりぶし》沖縄Clinical Skils」と題された沖縄式の体験型セミナー（8つの病院紹介も含む）が開催された。冒頭、代表講師の徳田安春群星沖縄臨床研修センター長は、「沖縄は20年ほど前から、初期研修制度を発展させてきました。旧式の講義中心の学習方法から、学習者中心の実践式研修を重視」していることを強調した。この日は、医学生（新5年・6年生）を中心に12人が参加。会場には4つのテーブルが置かれ、それぞれに各3人が座り、4人の講師たちの声に耳を傾けた。質疑応答に際しては、先輩研修医たちも加わり、折に触れてアドバイスし、ディスカッションの時間も持たれた。テーマは、「循環器救急初期診療」「救急で役立つエコー」「誤嚥性肺炎」「はじめての輸液」といった初期研修に臨む医学生にとって極めて実践的な内容だ。

こうした体験セミナーは2回目になるが、なぜ東京で行なうのか。徳田氏は、「幅広く全国から研修医を集めてトレーニングするのは、良医は良き指導医のもとに多様な仲間と共に育つという考えがあるからです。留学生の方も参加していますが、ダイバーシティ（多様性）を持つことは、病院の医療チームにとっても、患者さんのケアにとってもいいわけです。こうした体験セミナーもそうですが、本州の医学生の方々に、我々のプログラムのことを知ってほしいし、見学に来てほしいから」と語る。医学生の一人は、「若い医者を育てたいという熱意が感じられたのと、ここなら初期研修中に基礎を叩き込んでいただけると確信したからです」と、参加した理由を述べた。一般には知られていないが、いま沖縄は良医を育てるための初期研修のメッカになっているのだ。

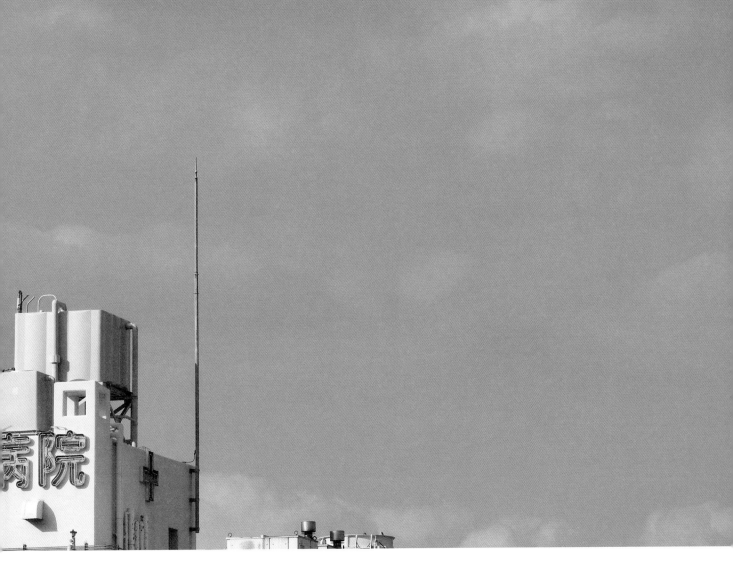

特集2

東京の医療は日本一なのか？

患者目線で見えてくる弱点・問題点

都会では大小の病院があり、患者の選択肢は数多い。
一方、地方では患者の選択肢はあまりなく、病院の閉鎖も続く。
一見、恵まれているように思われる都市部の医療だが
都会の医療と地方の医療は、どちらが患者を幸せにするのか……。
大都会の象徴である東京の医療は果たして日本一といえるのか。
現場で活躍する医師たちが、都市医療の虚像と実像を明らかにする。

特集2　東京の医療は日本一なのか？

［都会or地方医療］どちらが人を幸せにするのか

――有名病院で医療を受けられる幸せと、医者にかからない幸せ

木村《きむら》もりよ（医師・元厚生労働省医系技官）

「医療の地域格差」は上から目線の都会の価値観

先日、宇多田《うただ》ヒカルさんが、デビュー25周年のアルバムを出したということでテレビに出て話をしていました。司会者の、「この25年は、宇多田さんにとって長かったですか、それとも短かったですか？」という問いに対して、彼女の答えは、「25年やってきた自分以外に、比較するものがないからよくわからない。ただ、自分としては、良い方向に向かっているような気がする」という趣旨の答えをしていました。

私は、この言葉が、いまから論じる「地域間の医療」に関しても、もっとも的確にあてはまるのではないかと思いました。

「地域格差」という言葉は、近年よく耳にする言葉になっています。すなわち、都会では通常である状況が、地方においてはそうではない、それゆえ、地方に住んでいる人たちは、暮らしにくく、住みにくい状況にあるという考えです。個別事例を挙げれば、求人の少なさ、公共交通機関などへのアクセス、大型店の不足、地価の下落など、数えればきりがありません。こうした「格差」における対象は医療についても同様の議論が起こっています。医師、看護師などの医療スタッフ不足による医療提供不足、介護人材の不足による、介護提供能力の不足などです。

確かに、地方と都市部では違いがあります。移動などの利便性

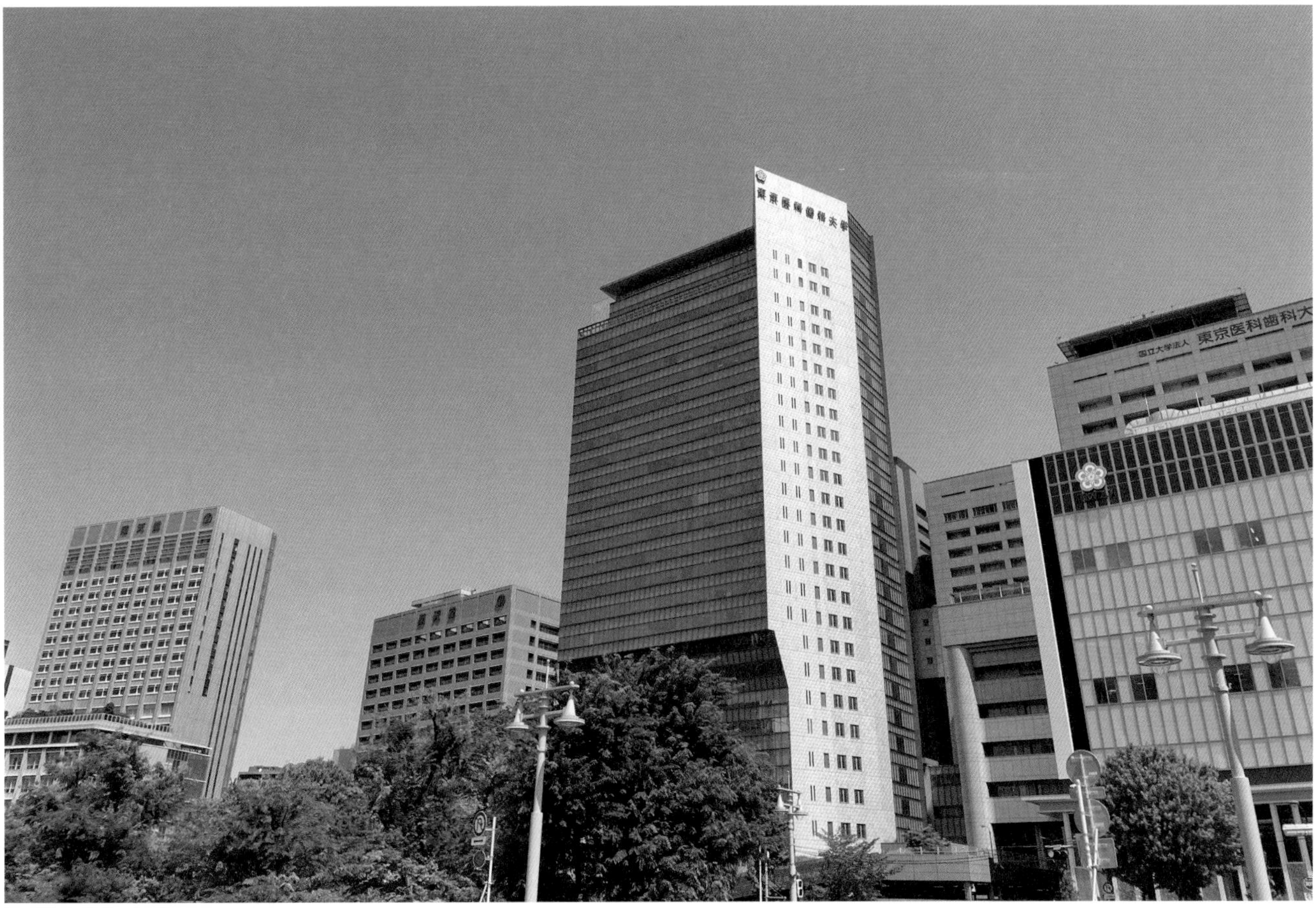

東京の都心には大学病院をはじめとする大病院が林立する

や、娯楽施設の多さなどを比べたら、都市部のほうが圧倒的に有利です。

しかし、都市部での生活はよいことばかりとはいえないと思います。例を挙げれば、物価の高さ、混雑、犯罪率の高さ、空気汚染、緑が少ない、騒音、個人主義の傾向が強く人とのつきあい方が希薄、といったところでしょうか。

書いてみると、確かに地方の悪い面もあるけれど、そうとばかりはいえないところも多くあることに気づきます。

医療に関しても同様のことがいえると思います。都市型の医療と、農村部型の医療があり、どちらを快適と思うかは、個人によって違いが大きいと思います。

都市部の医療の特徴としていえることは、専門領域（消化器科、循環器科、呼吸器科、眼科、耳鼻科、皮膚科、産婦人科など）が医療機関ごとに差別化されており、患者自身が、自分たちが必要だと思われる臓器別の、いわゆる専門医にかかれること、大学病院を筆頭とした、名の通った大病院を選んで、医療を受けることができることです。

しかしそれは、患者にとって、特にこの本の読者層にとって必要不可欠であり、自分の人生を幸せにしてくれるのでしょうか？

私はそうは思いません。なぜそうであるのかを、これから書いていきたいと思います。

早期発見・早期治療こそ医療の目指すべき場所？

患者に対して最善の医療を提供する、という考えは、医療の基本だと思います。ところが、今日の医療はそれを超えて、人の人生に干渉しすぎているのではないかと思います。

この一端は、日本医師会が執筆依頼したであろう、慶應義塾大学大学院経営管理研究科教授（当時）田中滋《たなかしげる》氏の文章からも伺えます。

「訪れた患者に最善の医療を提供しているならば、医療機関として一応の合格点に達していると言えるだろう。顧客の訪れを待つ姿勢はこれまでは問題なかった。しかし今後は、それにとどまらず、自らの有する医療機能、専門とする能力分野を積極的に開示し、住民・患者、そして何よりも他の医療機関から選択される努力が不可欠である」（『地域格差と医療の危機』平成18・19年度医療政策会議

報告書）

これは、いまの医療業界が目指している「臓器別診療最強説」や「早期発見・早期治療最重要説」そのものです。一見この文章は、患者にとって安心で、親切そうに見えますが、必ずしもそうではないと思います。医療は本来、必要なければそれに越したことはありません。とりも直さず、病気や怪我の人がいないということだからです。

ところが、このいい方は、「本人は病気だと気がついていないだけで、病気が隠されているかもしれないから、健常人でも健康診断やがん検診を徹底的に行って、早期発見をすることが重要だ！　そのためには、各臓器の専門家が必要だ。総合診療医なんていらないし、各臓器のスペシャリストが医者のエリートだ。開業医も大学病院に負けてはならない。日本医師会も各学会にお金出しているのだから。早期発見・早期治療こそが、近代医療の目指すべきところだ！」とでもいい換えることができるのではないでしょうか。

ところが、私たちが最強だと信じている、今日の医療がそれほど力があるものなのか、と問われれば、そうではないことが明らかになってきました。

医学の実力評価の指標として、寿命があります。人生50年といわれていた１９５０年代から70年たち、現時点での平均寿命（２０２２年）が男性 81・05年、女性 87・09年です。

近代医療はペニシリンとストレプトマイシンが原点

近代医療とは厳密には何を指すのか、という定義付けは難しいのですが、二つの大きなイベントとしては、ペニシリン、ストレプトマイシンという抗生剤の発見が挙げられると思います。

ペニシリンは１９２８年、カビ毒から発見され、当時の負傷兵が命を落としたブドウ球菌感染症を抑える効果がありました。ストレプトマイシンは１９４３年、土壌の放線菌から発見されました。当時、ＧＤＰ（国内総生産）を動かす大感染症で「死のキャプテン（統率者）」として恐れられた結核の治療薬として現在も使われています。ペニシリンの発見は、外科領域での感染症による死亡確率を減らし、ストレプトマイシンは、労働人口を直撃して国力を落とす脅威から、国を救ったのです。

抗生剤発見までの外科領域における感染症対策は、煮沸、日光などによる殺菌と、栄養状態の改善でした。また、結核のような気道感染症（鼻や口からうつる病気）に対しては、空気がきれいで人が少ないサナトリウムで療養し、栄養状態を改善させるという対策でした。

サナトリウム治療は、物理的に患者を一般集団から隔離する方法でしたが、これと対比して、ストレプトマイシンやそれに引き続いて発見された、ＩＮＨ（イソニアジド）、ＲＦＰ（リファンピシン）といった抗結核薬による治療は、「化学的隔離」と呼ばれました。抗結核薬の発見は、患者が社会から隔絶された中での治療しかなかった感染症の治療を大きく変えたのです。

科学的根拠（エビデンス）の医療政策における重要性

抗生剤の発見に続いて、もう一つ大きな流れが起こりました。それは、ワクチンです。ワクチンは、イギリスの医師・ジェンナーが、牛の乳搾りをする農夫は当時流行していた天然痘にかからないことに気がつきました。そこで、牛の天然痘である牛痘の膿《うみ》からとった物質を少年に接種したところ、天然痘にはかかりませんでした。これがワクチンの始まりといわれています。

ワクチンの効果判定のやり方は、１９６０年代にＷＨＯ（世界保健機関）が大キャンペーンを展開した結核ワクチン（ＢＣＧ）によって確立されました。ＲＣＴ（ランダム化比較試験）といって、ワクチンを打つ群と、打たない群を、コイントス方式で選び、何ヵ月かのちに、両群での結核発生確率を比較するという方法です。

アメリカ公衆衛生チーム（ＣＤＣ＝疾病対策予防センターの前身）は、世界各国と連携し、何百万人という被験者で、ＢＣＧの効果判定を行いました。日本はこの時流に乗ることなく、わずか20人の被験者でＢＣＧの効果判定を行うことになりました。人数が少なければ、そこから出てくる結果の信頼性は低くなります。

アメリカが出した結論は、「ＢＣＧの効果は不明」というものでした。現在に至るまでアメリカはＢＣＧを導入していません。結核は、ＨＩＶ／ＡＩＤＳ（後天性免

日本人の平均寿命の推移

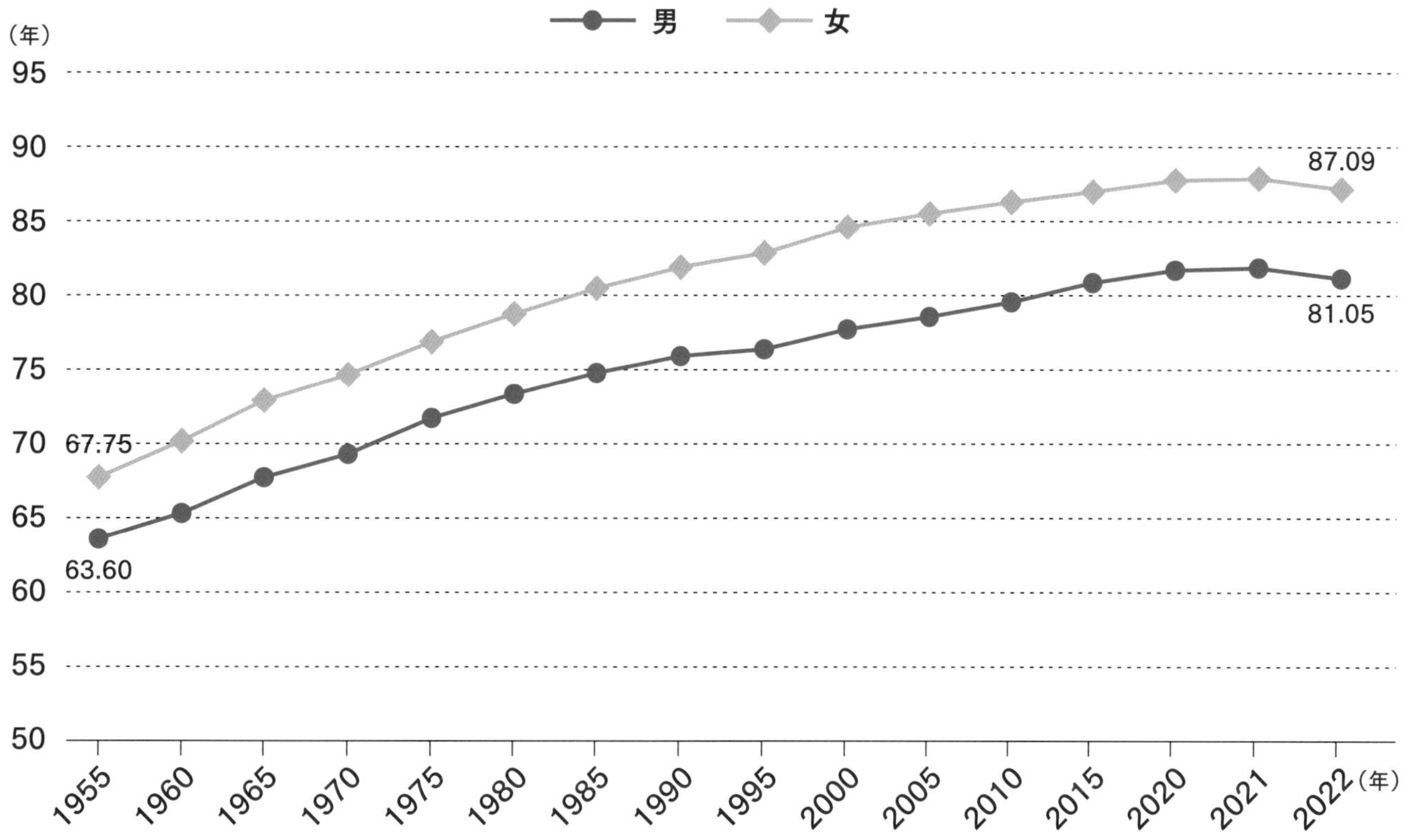

出典：厚生労働省政策統括官付参事官付人口動態・保健社会統計室「令和４年簡易生命表」

疫不全症候群）と親和性が強く、アメリカの「IV drug users」（静脈注射による危険薬物使用者）を中心に、HIV／ADISの患者は日本と比べようもないくらいの数がいます。

　ところが、アメリカの結核新規感染者数は、先進国中最も低く抑えられています。アメリカでは、BCGの大規模研究の結果、信頼性の高い予防方法として確立されたINH予防投与が、結核対策の要になっているのです。

　一方、BCGを信じて、いまでも乳幼児に対する最初のワクチンとしてBCGを使い続けている日本の新規感染者は、地域によっては途上国並みに高い状況です。

　なぜこの話をしたかというと、科学的根拠に基づかない医療政策は、失敗する可能性が高いということを示したかったからです。

　結核は疾病対策の最も完成された美しいモデルといわれます。結核は、エジプトのミイラからも発見されているほど、人類とは最も長い付き合いをしている疾患の一つです。

　それゆえ、何が原因なのか（検査方法の確立）、どのように広がって、どういう人がかかりやすいのか（疫学調査方法の確立）、どういう症状が出て、治療をしたら良いのか（治療法の確立）、どうやったら予防できるのか（ワクチンなど予防方法の確立）という、病気の対策すべてが検証されてきたからです。

非科学的な医療政策は日本の国民を不幸にする

　私は、日本の医療政策が科学と程遠いとよく発言していますが、疾病対策の基本である結核対策がうまくいかない国に、それ以外の疾患の対策も効果的に行えるはずがないからです。

　科学の進歩とは、いままで正しいと信じられてきたことを覆す歴史でもあります。

　例えば、イタリアの天文学者であるガリレオ・ガリレイは、地球が太陽の周《まわ》りを回っているという「地動説」を唱えましたが、当時は異端として退けられました。しかし、実際は、ガリレオが正しかったのです。

　時間もまた、普遍なものだと思われてきました。ところが、実際には時間も相対的に変化することが、ドイツ生まれの物理学者・アインシュタインによって証明されました。アインシュタインの特殊相対性理論によって、「光速に近づく乗り物の中では、時間はゆっくりと進む」ことが明らかになりました。

医療界においても同様のことがいえます。その最も重要な問題である、がんの早期発見・早期治療を一例として述べたいと思います。

がんの早期発見・早期治療の有効性について、いま、世界的な話題となっています。日本では、がんの早期発見・早期治療がその人の寿命を延ばしてくれると強く信じられており、毎年のがん検診は、企業の安全配慮義務の重要項目として（法律は「健康増進法」）行われています。一定年齢に達した職員にがん検診を受けさせるのは企業にとって義務であって、これを受けない職員も社内規定などに違反するとされていることがあります。

しかし、このがんの早期発見・早期治療は、私たちの寿命を延ばす効果は認められない、というのが現在までの知見です。

米国・ダートマス大学のウェルチ教授によれば、がんには〝ウサギ〟〝カメ〟〝鳥〟がいるそうです。カメは進行スピードが遅くて治療の必要はなく、鳥は早すぎて、早期発見しても助からないのです。唯一ウサギは治療することに意味のあるがんですが、がん検診で、ウサギ、カメ、鳥を区別するのは、不可能です。

特に、高齢者においては多くのがんはカメで、治療の必要がないがんであり、欧米を中心に、このカメを「がん」と呼ばず、ＩＤＬＥ（Indolent Lesion of Epithelial Origin）、要は〝ゆっくりしか大きくならないおでき〟といった感じで呼ぶことが提唱されています。

早期発見・早期治療を目指すがん検診の、最も大きな問題の一つとして、「過剰診断」があげられます。がん検診に用いられる検査や、コロナのＰＣＲ検査といった検査（スクリーニング検査と呼びます）には、信頼性が１００％の検査は存在しません。これは、検査というものの科学的な限界です。どんな検査にも、偽陰性（ほんとうはがんなのに、がんと診断できないこと）と、偽陽性（ほんとうはがんでないのに、誤ってがんと診断される）が存在します。問題なのは偽陽性です。

もし、検査が間違いで、ほんとうはがんではなかったとしても、一度「がんの疑い」とされた人は、「もしかしたら、ほんとうは、私はがんかもしれない。医者は嘘《うそ》をついているのかも」という精神的ストレスを常に持つことが多いことがわかっています。アメリカでは、この偽陽性による社会経済損失を、年間40億ドルと試算しています。

それから、高齢者のがんの多くはカメで、治療の必要がないと書きましたが、日本では、どんなに高齢でも手術してその部位を大きく取ったり、抗がん剤や放射線治療を徹底的に行う医療機関が数多く存在します。高齢になって手術をすれば、回復にも時間がかかりますし、入院によって認知機能も低下します。入院前は元気だった人が、家族の顔がわからなくなる、という例も稀《まれ》ではありません。また、手術は成功しても、長期臥床《がしょう》の結果骨が弱くなり、転んで大腿骨《だいたいこつ》骨折をして、寝たきりになり、最終的に誤嚥性《ごえんせい》肺炎で亡くなるという例も残念ながら少なくないのです。

このような、早期発見・早期治療という、必ずしも科学的に正しくない医療の結果として、若年層よりも人生に限りがある高齢者の生活の質（ＱＯＬ）が、著しく低下されることになります。

コロナの流行で露呈した日本型近代医療の限界

がんという病気に代表されるように、日本で行われている近代医療が、それほど力のないことは、いくつかの実例として見ることができます。一つ目は、「夕張パラドックス」と呼ばれるものです。２００７年、北海道夕張市が財政破綻し、市民病院が廃止になり僅《わず》か19床の診療所だけになりました。

夕張市は他の地方都市と同じく、高齢化率が高いところです。年を取ればさまざまな病気を持っているのが一般的で、定期的に行っていた医療機関への通院回数が減り、死亡者が増えるのではないかと誰もが心配しました。ところが、蓋を開けてみると、がん、心臓病、脳卒中の死亡者は減少し、老衰で亡くなる人だけが増えました。

病院に行って血液検査をしたり、薬をもらうことも少なくなった結果として、高齢者は元気に

都道府県別病院数（2022年）

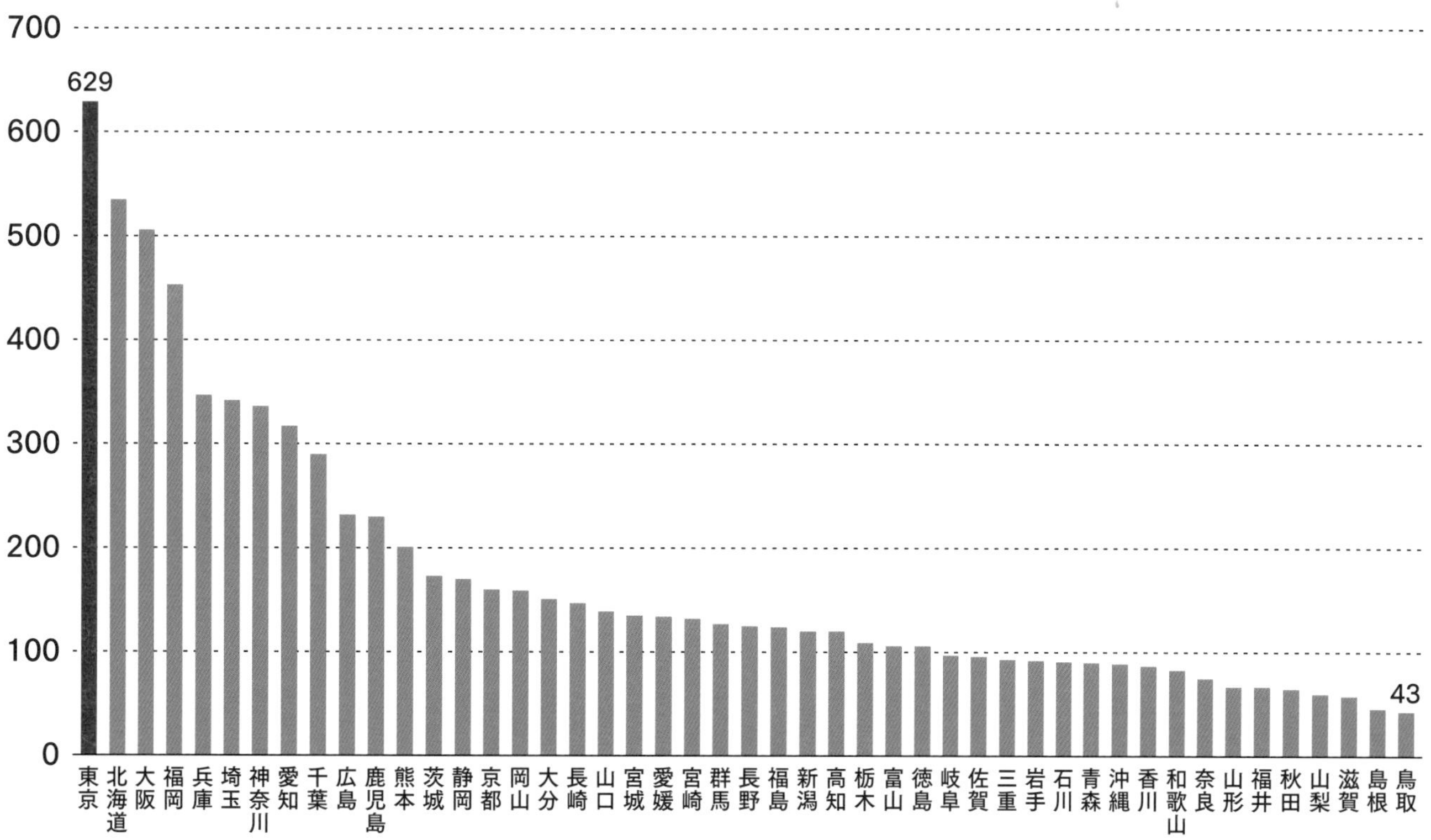

出典：厚生労働省「令和４年医療施設（動態）調査 都道府県編」

なったのです。

「夕張パラドックス」の再現をしてくれたのが、２０２０年に起こったコロナの流行でした。この時に流行したコロナウイルスは、新しいタイプの風邪コロナウイルスで、従来型の風邪コロナと同様、かかると重症化しやすいのは高齢者でした。政府やメディアの「新型コロナはかかったら死んでしまう恐ろしい感染症だ！」の影響を強く受けたのは高齢者でした。

室内でもマスクをし、外へ出ることを恐れました。当然、いままで定期的に（毎日のように？）行っていた医療機関にも行かなくなりました。

その結果、２０２０年の日本全体の死亡者数は、前年より８４４５人減少しました。

都会でも田舎でも 自分の人生は自分で選ぶ

いままで私たちが信じてきた近代医療は、思ったほど役に立たない、というのが、これまでの知見などから導かれる結論です。

となれば、いわゆる「医療格差」といわれるものは、あまり考えなくても良いと思うのです。近代医療は私たちの寿命を延ばす可能性はそれほど高くなく、高齢者にとっては、生活の質も低下させることになります。

私は、日本の医療を全否定するつもりはありません。しかし、ある年齢になった時、人生を幸せなベクトルに向かわせる力は小さいように思います。

＊

先日、私は講演会をしました。その前座として、好きなジャズダンスを踊りました。来て下さった方々の多くは60代以上でした。とても喜んでくれました！　講演会のタイトルは、「医者にかからない幸せ」です。

私は来年還暦を迎えます。若い世代よりは確実に短い余生を、自分の楽しいことに費やすのが幸せな人生だと思います。「お金がないから医療機関に行かれない」ではなく、「医療機関に行くお金があったら、美味しいものや好きなことに使う」という人生の選択肢があっても良いのではないかと思います。宇多田さんの真似をすれば、「医療がなくては生きて行かれないと思うかどうか、の比較はできない」といったところでしょうか。

地方から見える「東京の医療」の虚像と無駄

──都会と田舎の地域差がなくなってきた高齢者医療の問題点

森《も》田《た》洋《ひろ》之《ゆき》（ひらやまのクリニック院長、医療ジャーナリスト）×木《き》村《むら》もりよ（医師、元厚生労働省医系技官）

人間はいつか死ぬもの看取りをどうすべきか

木村　今日のテーマは、東京などの大都市に住む人たちは幸せな医療を受けられているのかということなんですが、森田先生は神奈川県出身で東京のこともよく知っているし、北海道の夕張での診療経験や現在の鹿児島での実績もある。

森田　正直にいうと、当たったドクターしだいなんですよね（笑）。

木村　都会は過剰診療とかいうけれど、地方の開業医もピンキリです。一部には「医師免許を持っていますか」と問いたくなるお医者さんもいます。

森田　鹿児島は県民当たりの病床数でいうと、全国2位です（57ページ参照）。1位が高知県で、静岡県や長野県の2倍は病床数があるんです。県内には病床が余りまくっている地域も多い。だから、患者さんを入院させようとするモチベーションが高いんです。この意味がわかりますか。

木村　高齢者の社会的入院（治療の必要のない高齢者を家庭の都合などで長期にわたって介護施設代わりに利用される入院）とかもけっこうあるんですか。

森田　けっこうどころじゃないですよ（笑）。病床を減らせといわれても、誰も減らせないですから。

木村　「病床を減らしたら、無医村になるぞ」と脅されたら、誰も何もいえないですね。

森田　私は人口3万人レベルの自

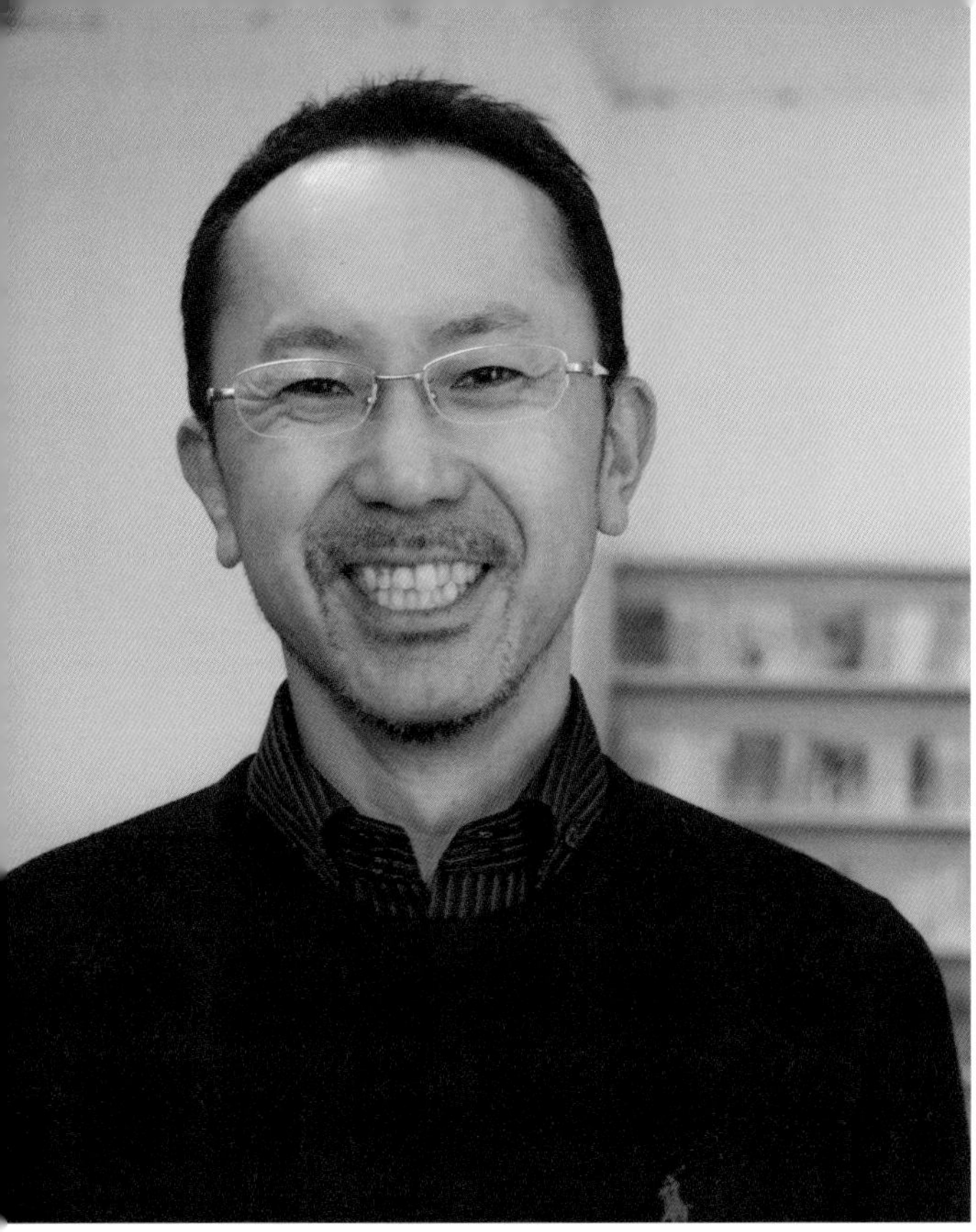

森田洋之（もりた・ひろゆき）

1996年、一橋大学経済学部卒業。2002年宮崎医科大学医学部卒業。宮崎県内で研修を修了し、2009年より北海道夕張市立診療所に勤務。同診療所所長を経て、鹿児島県で研究・執筆・診療を中心に活動。専門は在宅医療、地域医療、医療政策など。2020年、鹿児島県南九州市に、ひらやまのクリニックを開業。著書に『日本の医療の不都合な真実』（幻冬舎新書）などがある。

治体で開業しているのですが、そこに病院が山ほどある。私が開業している診療所から歩いて行ける範囲で、3分のところにも、5分のところにも、10分のところにも病院があります。それも、50床から150床クラスの病院なんですよ。

木村　市民一人当たり1床ずつ程度当てがわれているわけですか。

森田　一人1床まではいかないですけれど、相当多いことは確かです。だから、私は在宅医療に特化しています。もちろん、うちのクリニックには病床はないし、在宅医療や外来で粘りながら、何とかやっている。開業して3年半ぐらいですけれど、まだ1回も他の病院に患者さんを紹介して、看取りをしてもらった例はありません。全部私が看取る形でやっています。

木村　いや、森田先生がすごいというのはわかるけれど、地方ではもっと看取りをする開業医が多いと思っていました。

森田　そうなんです。高齢になってある程度弱ってくると、全員高齢者施設から病院送りされるんです。

木村　東京のような大都会だったら、施設に送るということはあると思うんですよ。でも、鹿児島のような地域社会の絆がまだ残っていそうな地域でもそうなんですか……。別に何もしなければ、自然に高齢者は亡くなるじゃないですか。家にお部屋だっていっぱいあるわけだから、わざわざ入院する必要もないように思うのですが。高齢になれば農家のおじいちゃん、おばあちゃんは衰弱して食が細くなり、徐々に枯れるように亡くなっていくのはごく自然なことって感じがするんですけれど。

森田　患者さん本人やご家族、場合によっては近所の方と腹を割って膝を突き合わせて話してみると、みんな長年住み慣れた自宅で最期を迎えることを望んでいるんです。

　でも、多くの医者はそれをよしとしないんです。

木村　それはとんでもない話ですね。この間、ある出版社の方と話していて、「高齢者の安楽死とか、尊厳死に関してどう思いますか」と聞かれたんです。私は「高齢者の安楽死とか尊厳死とか、別にいらないんじゃないですか」と答えたんです。

森田　まさに私もそう思いますね。

木村　人間は誰でもいずれ死ぬんだから、最期は何か変な医療行為などしなくても、自然のなりゆきに任せたらいいわけです。食べられなくなって弱ってきたら、手を握ってあげて、話を聞いてあげる。そうしているうちにだんだん傾眠傾向になっていくわけです。死に至る人はだんだん物が食べられなくなり、だいたい日中でも寝るようになる。普通はそのまま逝《い》くわけです。それは自然の摂理だと思います。

病院で最期を迎えるか
自宅で最期を迎えるか

森田　多くの人が、いまの医療に騙《だま》されていますよね。死期が近づくと、みんなすごい病院に入って治療すると思っているけれども、昔の人はみんな家で亡くなっていたわけです。昭和40年代に逆転するまで、在宅で亡くなる人のほうが圧倒的に多かったんですよね。

　先日、アカデミー賞の長編アニメーション賞を受賞した宮崎駿《みやざきはやお》監督の『君たちはどう生きるか』を観ました。個人的にいちばん印象に残ったシーンは、囲炉裏《いろり》のようなところでおばあちゃんたちが井戸端会議をしている場面。ストーリーに関係なく、その横で死にそうなおじいちゃんがいるんです。虫の息のようになっているのに、みんな関係なく井戸端会議をしている。昔の人は、こうやって囲炉裏端とかで日常生活をしながら亡くなっていったのでしょう。宮崎監督は、そういう景色を覚えていたんでしょうね。

木村　私の祖母は明治生まれ。102歳で亡くなったのですが、最期まで新聞を読んでいたし、着物を着崩すこともなかった。母は大正生まれ。母の介護は私が大都会の東京でずっとやって、看取ったんです。母が食事を食べられなくなり、傾眠傾向になったとき、家族はやはり自然に亡くなることを受け入れられなかった。特に17歳上の医者であった兄が諦めきれず、食事が口から摂れないからＩＶＨ（在宅中心静脈栄養）までやったんです。母の最期は自宅の診察室ではなく、入院室になってしまった。

いまでも、私は母に悪いことをしたなと思っています。母は車椅子で居間に連れていくと、お昼寝をするようになっていました。その状態で「おなかいっぱいだから、もう食べなくてもいい」といっていたんです。明らかに死に向かっている状況で、「何もしなければよかった」といまでは思いますし、後悔でいっぱいです。

森田　なるほど、そうですよね。私たちの診療現場でもよくあります。私たちはＩＶＨをやらないんですが、周辺の病院ではやるようですし、胃瘻《いろう》（腹部に小さな穴を開けてチューブを通し、直接胃に栄養を注入する医療措置）といった処置もします。もちろん、医療技術としてＩＶＨや胃瘻が悪いということではありません。看取りの段階で、だんだん食べられなくなった状況でなんとか改善するためには必要なときもあります。

その場合、患者さん本人の意思が「延命」であればいいんでしょうが、そこに至る段階で本人やご家族と腹を割って話をしているかどうかが大事だと思います。たとえ認知症でも、家族は患者さんの若いころの人柄や思いはわかるでしょうから、食べられなくなったときにどうするかの判断はできると思うんですね。

私は看取りの段階でＩＶＨどころか、点滴さえしないケースもあります。点滴をしないというのも意外と大事で、点滴よりもご飯を少しであったり、ヤクルトを一本であったり、食べられるだけ、飲めるだけにして、上手に綺麗《きれい》に看取りをしていけるんです。

木村　人間はやはり生物だから、死ぬときは当然枯れて死んでいくんですよ。そこで下手な介入をすると、ろくなことはないと思います。私はいまだに母の夢を見るんですが、私も兄も医者だったために、自分たちのエゴで母に医療を施してしまったと思います。

母には最期につらい思いをさせてしまったのではと、いまでも悔やんでいます。こうした悔やんでも悔やみきれない体験をしているので、できれば読者のみなさんには私のような体験をしてほしくないんです。人間誰でも高齢になりますし、死にます。高齢者に対する、単に命を長びかせるだけの医療には、もうタッチしたくない。普通に死ねるにもかかわらず、なぜ高齢者にわざわざつらい思いをさせ、寂しい思いをさせて入院させなければいけないのか——要らぬおせっかいですよ。

いまの日本では、医療側が患者さんの意思をろくに確認もせず、患者さんの希望する生き方を全うさせないおせっかいをいろいろやって、挙句の果てに医療費がべらぼうに膨らんでいる状況です。医療財政の負担が若い人たちにのしかかって、若い人たちはもう未来に明るい希望が持てないから、子どもも産みたくない状況になっています。現在の医療システムは、誰も幸せにならない医療を提供しているのではないか、と私は疑問に思っています。

医療は公金ビジネスなのに無駄が多くないか

森田　ほんとうにその通りです。医師法第一条には「医師は、医療及び保健指導を掌《つかさど》ることによって公衆衛生の向上及び増進に寄与し、もつて国民の健康な生活を確保する」ために医療を行なわなさいと、書いてあるんですよ。看取りは、国民の健康な生活の最終段階なわけです。健康は、体の健康だけじゃなくて、心の健康も、さらに社会全体の健康も必要なわけです。にもかかわらず、医療をビジネスとしてだけ考えて、ビジネスとしての部分最適しか考えないような医療を展開している状況だと思います。ほんとうに社会全体

都道府県別に見た人口10万人当たり病院病床数

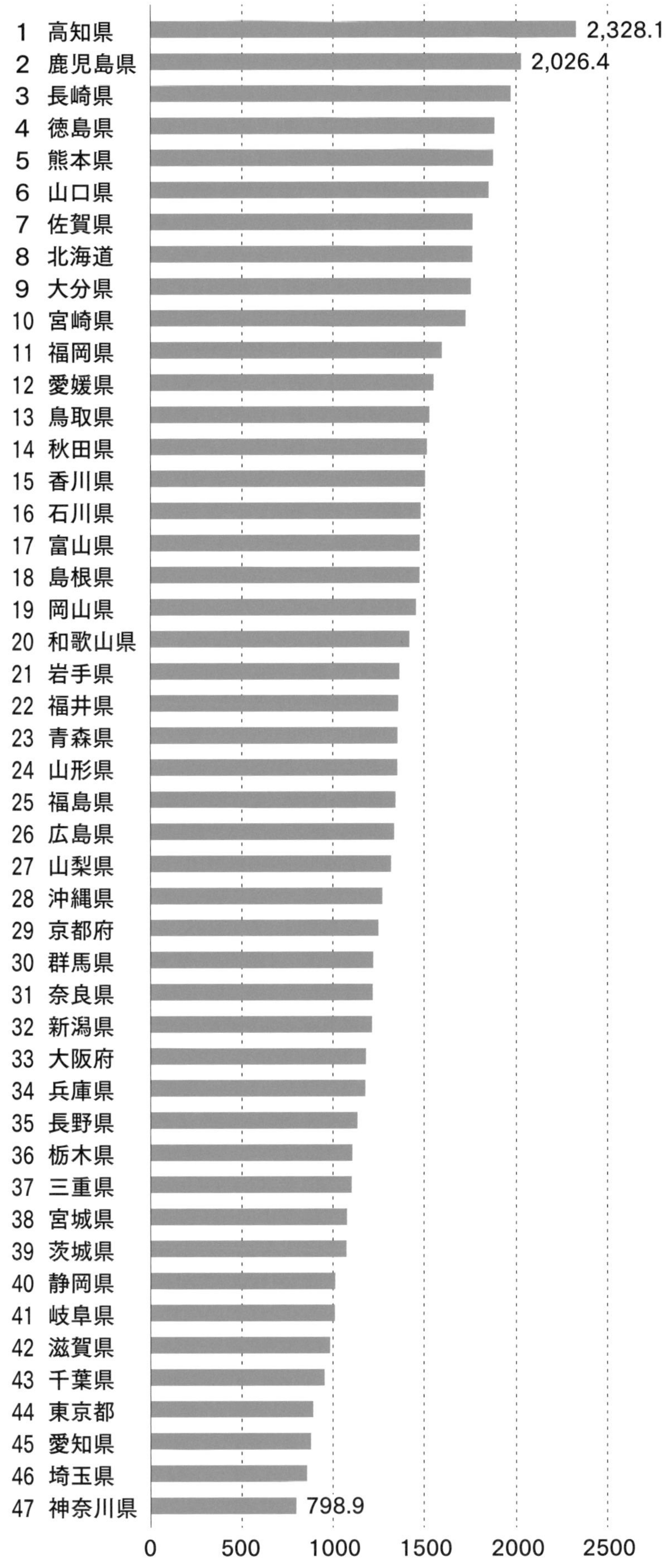

出典：厚生労働省（令和4年）

の全体最適を考える段階にあって、医療者も政治家も国民も、もっと真剣に考えるべきなんです。

木村　もちろん、お金のある患者さんが延命のための特別な治療を望むのであれば、好きなだけお金を使って自分の好きな治療を受ければいいと思います。そこは否定しませんが、いったいどこまで高齢者に公費をつぎ込むのか、それが社会の負担になっていないのか。問題は税収や負担に合わせた小さな政府をめざしながら、医療だけは大きな政府の方向にあることなんです。先ほど、医師法第一条について森田先生がご指摘されましたが、そもそも憲法第二五条では、「すべて国民は健康で文化的な最低限度の生活を営む権利を有する」とされ、生存権が規定されているわけです。そうしたなかで、最低限度の生活を営んでいる高齢者が医療費にばかりお金をつぎ込み、文化的な生活ができなくなっているような実態もあります。その一方で、公費による医療ビジネスはものすごく潤っている。医療界のこうしたタブー視されている面を壊そうとする人はなかなか現れません。

開業医は診療報酬から雑費を差し引いても、月に１００万円ぐらいは収益があると思います。それだけあれば、収入としては問題ないはずですが、それをよしとしない医者も多いわけです。ところで、森田先生はご自身の診療報酬のデータをオープンにしていますね。

森田　そうです。情報は公開しています。私のようなスタイルで開業する若手のお医者さんも増えましたよ。ここ5年で5人の開業を、私がプロデュースしました。無料で（笑）。

木村　日本での医師数が34万人弱ですから、多いか少ないかといったら、心ある医者はものすごく少ないと思いますね（笑）。

森田　そうかもしれません。でも、医者がそんなに儲《もう》けることに疑問を抱きます。そもそも医療は公金ビジネスですから、何千万円、何億円と儲けたといっている医者は、完全競争で闘っているビジネスをやっている人に失礼ですよ。

木村　私は、「医者は金儲けをするな」とはいっていないんです。ただ、元が公金なんだから、無意味なところにお金を使ってはいけないはずなんです。

森田　医療の無駄《むだ》は確実にありますね。国際比較を見れば明らかで、日本の病床数は世界ランキングで1位ですが、アメリカの5倍近くあるんです。だから病院は経営維持のため病床を埋めることに躍起になっていて、ほぼほぼ埋まっているんです。

木村　公営の団地よりは埋まっていますよね（笑）。

"夕張パラドックス"をもっと知ってほしい

森田　山ほどある病床を、どこの病院も埋めているわけです。無駄な使い方ですよね。そもそも、病床も外来診療も多すぎる。医者も看護師も不足しているといわれますが、医療が供給過剰で構造的に忙しくなっているだけです。無駄な医療が山ほどあって、医療業界が勝手に供給を増やしている。需要と供給の原理で、供給側の利益ばかり追求しても、需要がないのではと思うかもしれません。でも、病気ではないのに、病名を付けて入院させることもできるわけです。需要はいくらでも作れるわけです。需要側である患者の負担は3割、後期高齢者は1割負担で、ほとんどが税金などの公金で賄《まかな》われます。供給過剰なんだから、そこにメスを入れる人が出てこないといけない。でも誰もメスを入れようとしない。

　私はそこに問題意識を持っているから、自分の診療報酬も公開しているし、夕張市で医療に従事した体験談をあちらこちらで話しているわけです。

木村　夕張での体験は、ほんとうに貴重でしたね。

森田　もうご存じの方も多いと思いますが、２００７年に北海道の夕張市は財政破綻しました。財政破綻にともなって、市内に一つしかなかった「夕張市立総合病院」が閉院になったんです。具体的にいうと、財政再建団体になったことで、１７１床を持つ市立総合病院が、19床の有床診療所と介護老人保健施設に縮小されました。つまり、規模を縮小してランニングコストを大きく減らし、できる範囲で経営しようとしたのです。外科や小児科、透析医療などはなくなりました。当然、医師の数も半分以下に減り、私が夕張で働いていた時期は、平均すると医師の数はだいたい2～3人。

木村　救急医療はどうされたんですか。

森田　心臓の急病や事故による大怪我などがあれば、ドクターヘリで札幌の病院まで飛びます。札幌とは約60キロも離れていますが、疾患によっては、ヘリでなく救急車でも札幌まで走りました。以前は市内の病院で救急車を受けていたので、平均38・7分で病院に着いていましたが、閉院後は隣の市や札幌まで行くので、ほぼ2倍の67・2分にまで延びたんです。

木村　地元の人にとっては、基幹病院がなくなって不安だったでしょうね。

森田　こんなにわかりやすい「医療崩壊」の事例は他にないでしょうね。でも、実際には崩壊しな

人口1000人当たり病床数の国際比較（病床数）

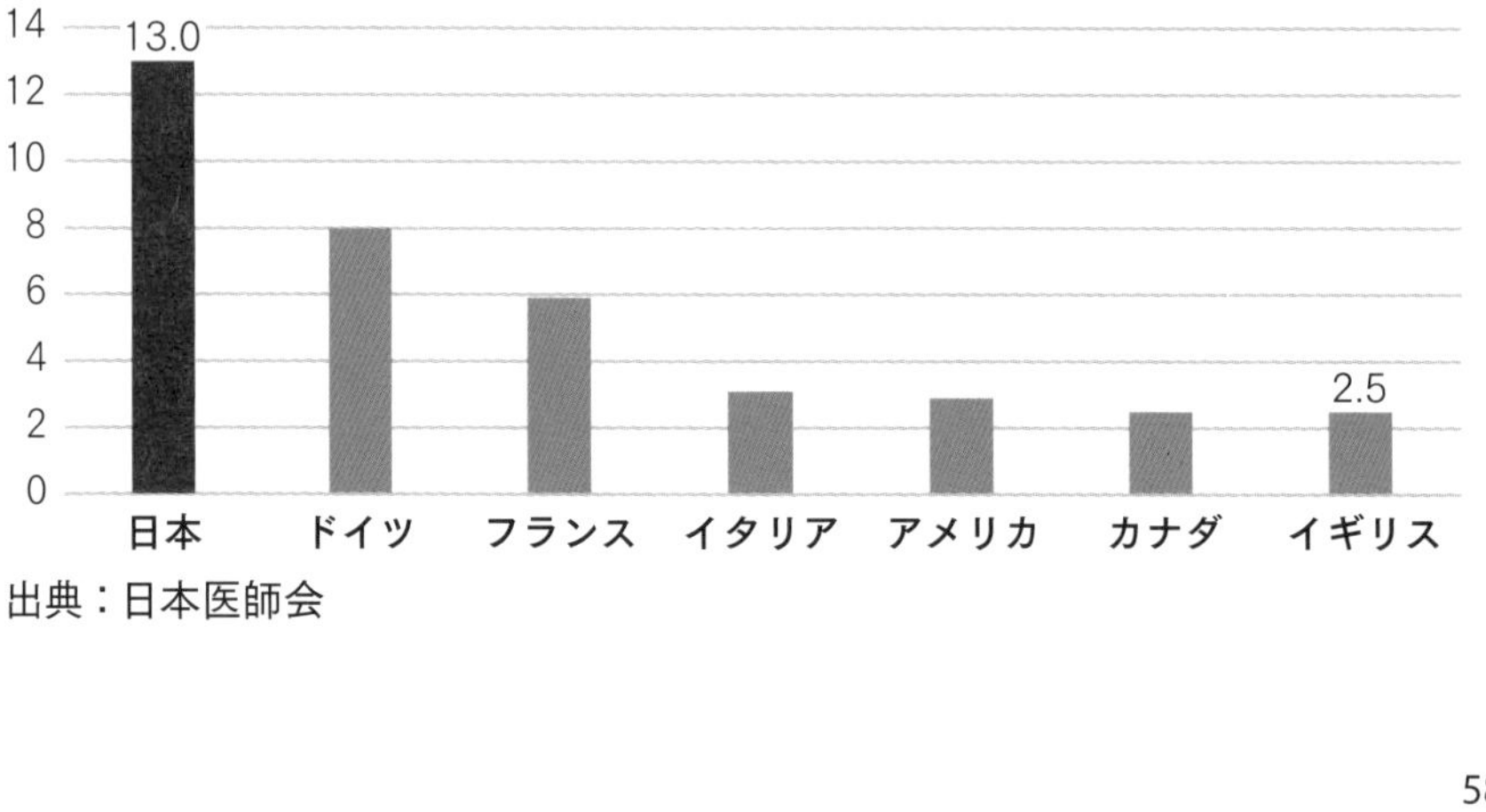

出典：日本医師会

財政破綻前後における夕張市の訪問診療患者数
（2002年～2012年）

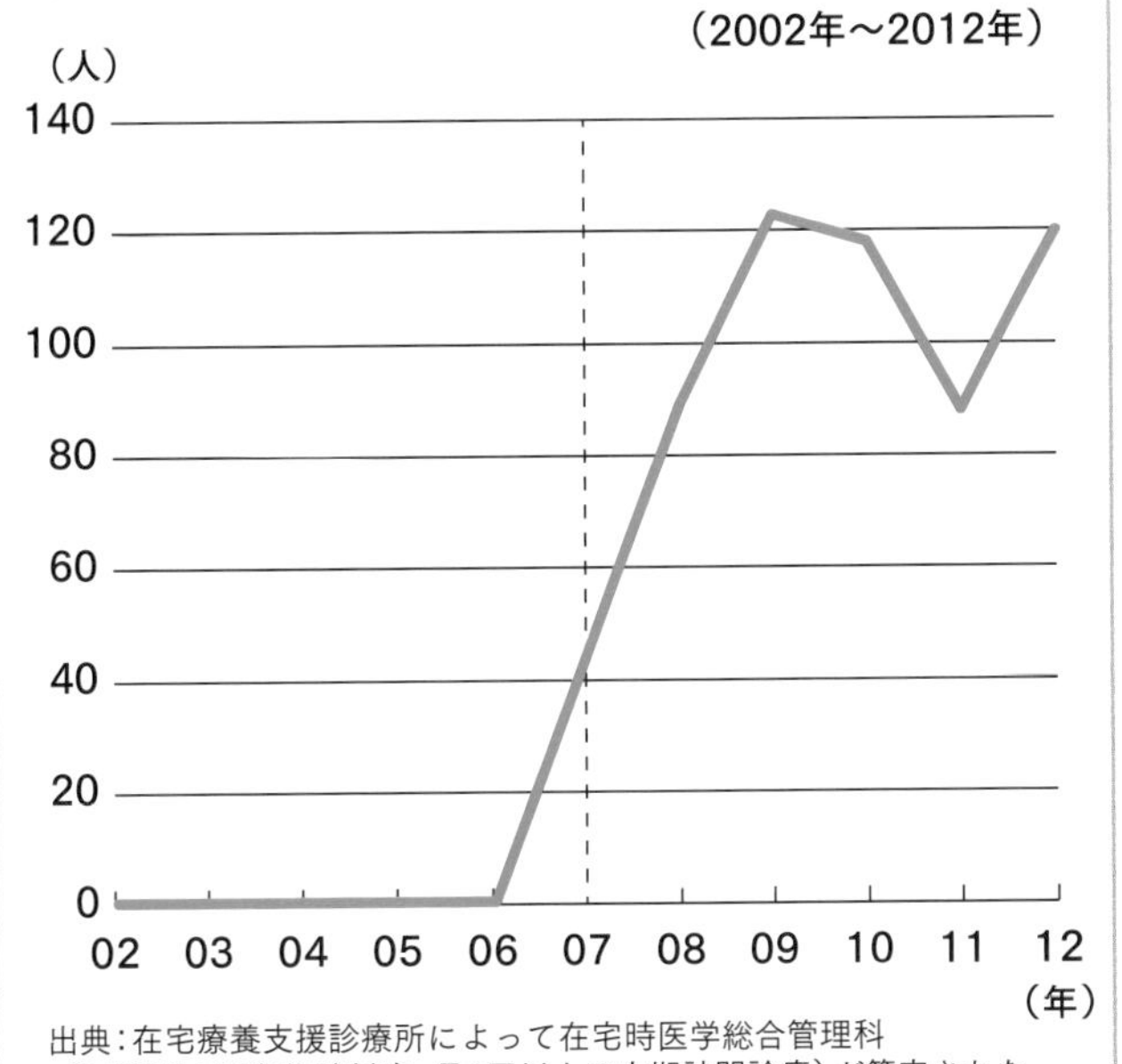

出典：在宅療養支援診療所によって在宅時医学総合管理科（24時間の緊急往診対応・月2回以上の定期訪問診療）が算定された、各年度末時点の患者数

夕張市の救急出動件数
（2002年～2012年）

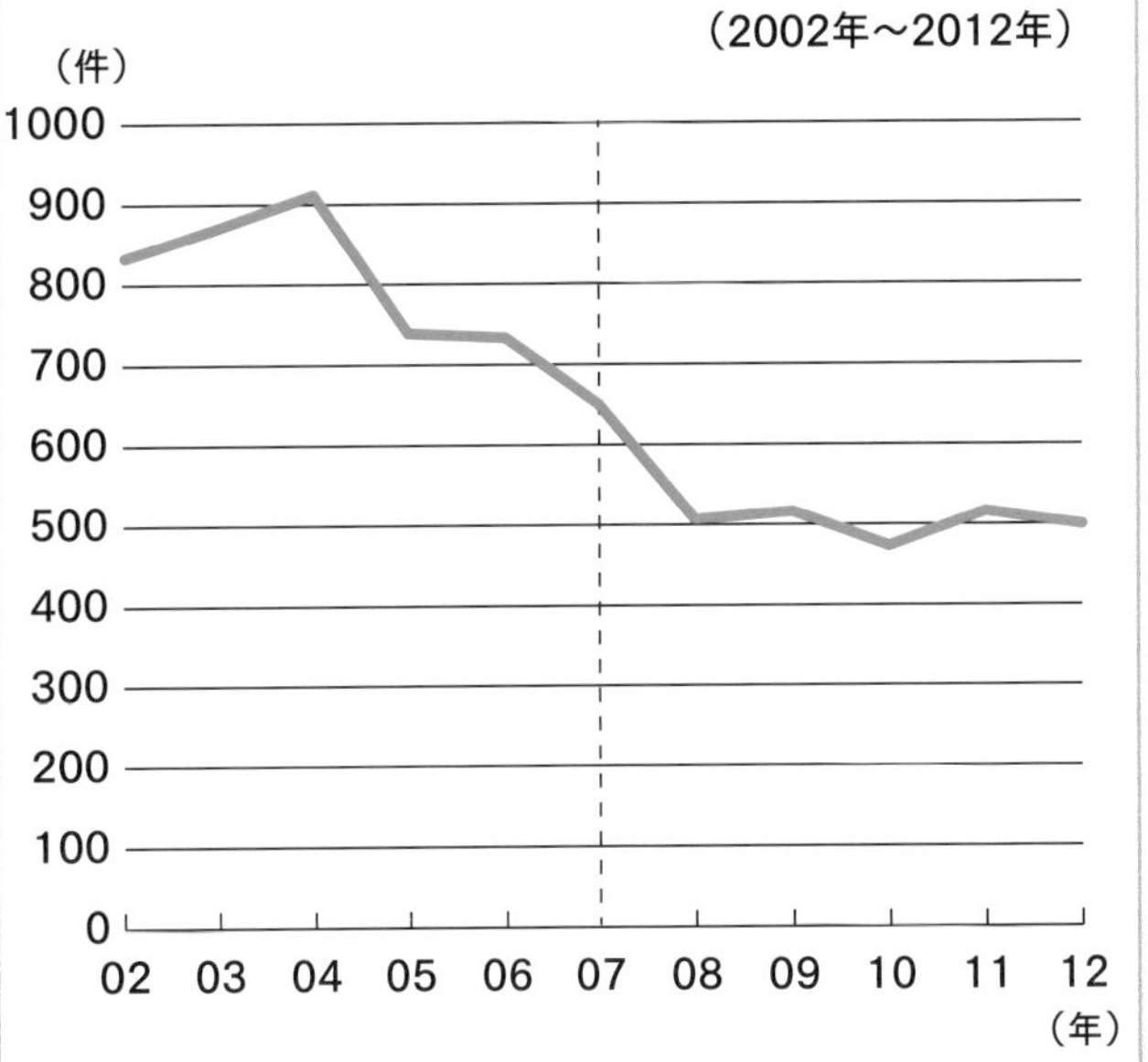

出典：夕張市よりデータ提供

夕張市の特別養護老人ホームでの看取り率
（2001年～2010年）

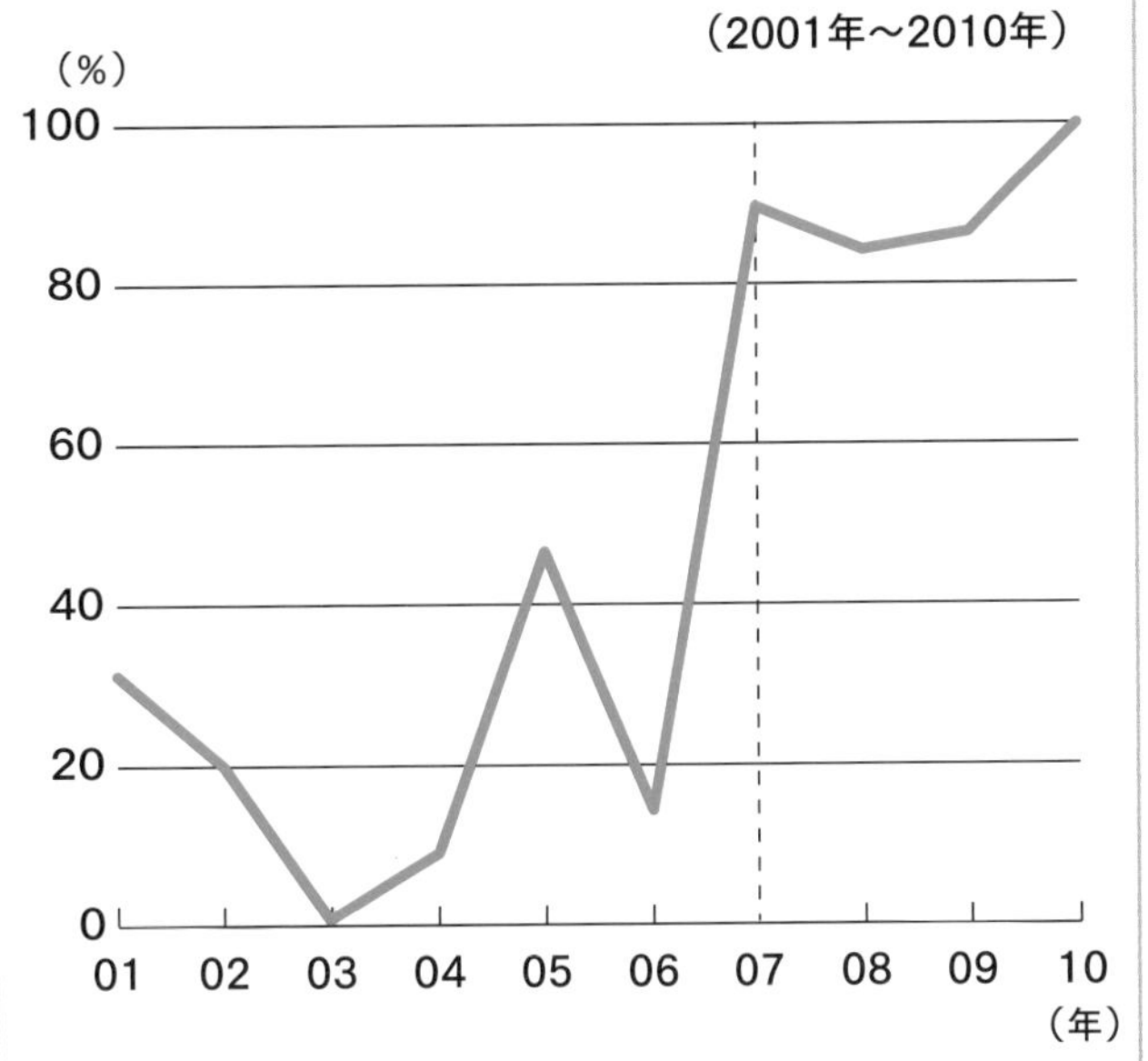

出典：特別養護老人ホーム清光園よりデータ提供

北海道と夕張市の高齢者一人当たりの診療費
（2001年～2012年）

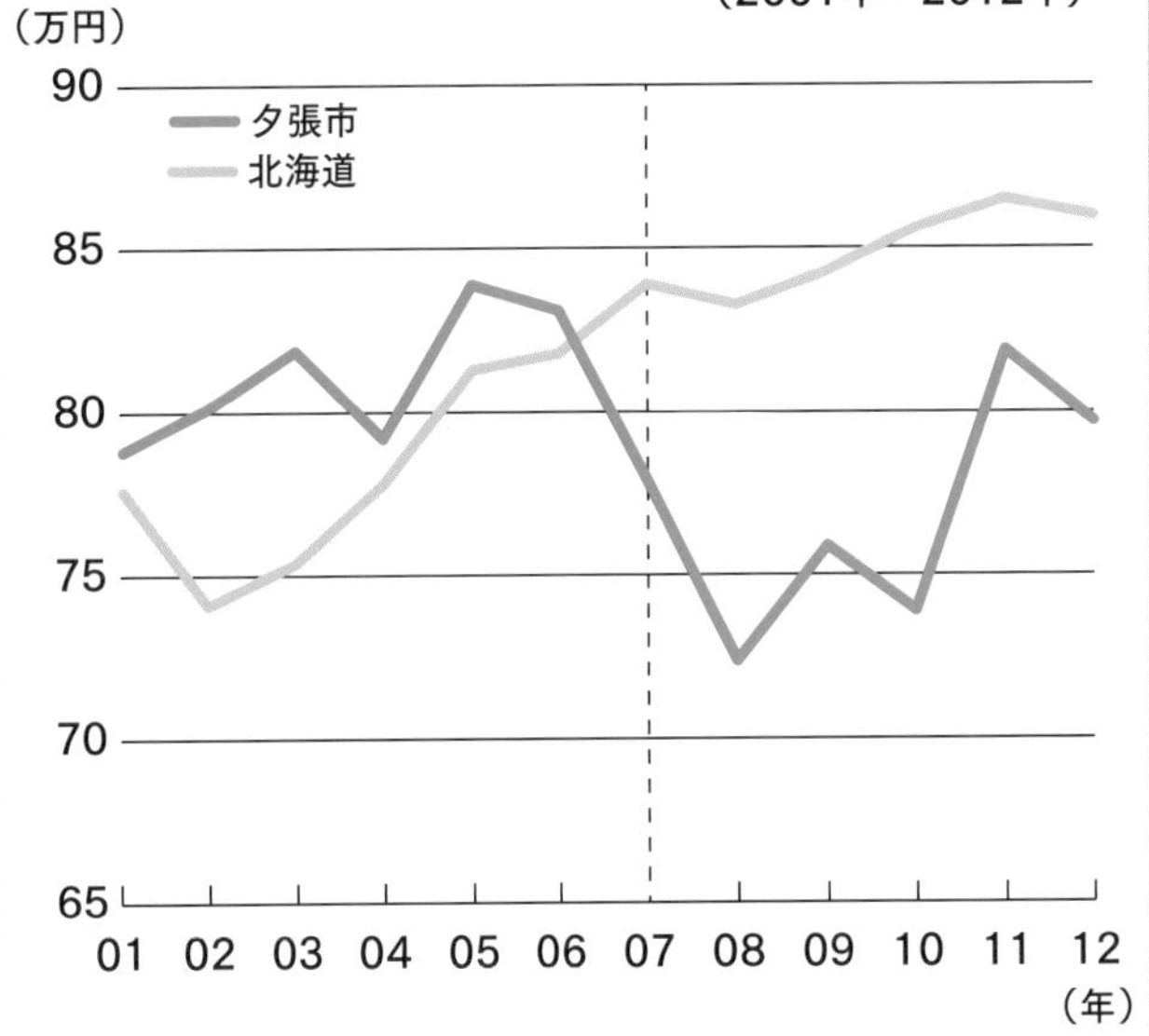

出典：北海道後期高齢者医療広域連合（データ提供は夕張市）

かったという事実を知ってほしいんです。

木村　これがいわゆる〝夕張パラドックス〟ですね。「医療行為をしないほうが死ぬ人は減る」というのは、医療関係者にも衝撃でした。

森田　詳しいことは、『日本の医療の不都合な真実』（幻冬舎新書）に書きましたので、そちらのデータをご覧いただきたいのですが、簡単にいうと、死亡率は上がらなかったということです。医療崩壊の前後で死亡率を比較したら、誰もが死亡率は上がると考えますよね。私もそう考えていました。ところが、男女ともに死因2位のがんは医療崩壊前後で大きな変化はなく、死因1位の心疾患と3位の肺炎は、逆に下がったんです。死亡率をトータルで見ると、男性が下がり、女性が少し上がり、ほぼ変わりません。死亡者数を見ても、ほぼ横ばいでした。では、何が増えていたかというと、老衰でした。

木村　医療行為をしないほうが、死ぬ人は減るし、病気にならずに老衰で死ぬという根拠を示しているように思います。つまり、医者にかからなければ、病気で死なないで自然に死ぬことができるということです。

森田　当時の夕張の事例は、もともと過剰医療だったものが適正化されたという事例でもあるのです。先ほど説明したように、病床は大幅に減ったのですが、その代わりに在宅医療のような地域医療が展開されるようになった。この夕張の事例を経験することで、日本には過剰医療が蔓延《まんえん》していることがわかりましたし、市場原理では決して解決できないこともわかりました。つまり、市場の失敗が日本の医療で起きているということです。

木村　良かれと思っても、無駄な医療が蔓延しているということですね。

森田　夕張の事例の背景には、初代院長だった村上智彦《むらかみともひこ》先生の医療改革があったことも付け加えたいですね。村上先生の方針は、高齢化した街に必要なのは、「治す医療」にもまして、「生活を支える医療」だというものだったんです。病床がなくなった代わりに、在宅医療や訪問看護、訪問介護を積極的に行なって、空いた病床で高齢者施設を作った。つまり、高齢者が元気になれるように人員を配置し、人生を支えるサービスを提供できる体制に変えていったんです。

昔の「白い巨塔」は利権がらみの「黒い巨塔」に

木村　夕張市のケースは、もっと国民レベルで知ってほしい。財源が減ってしまった夕張市の医療でわかったことは、病院がなくても大丈夫だということです。

　私も、医療問題をテーマに数冊の本を出版するんですが、根本には「医療村」と揶揄《やゆ》される医療の世界の構造的な問題が、大きく二つあると思っています。

　一つはドラマ『白い巨塔』で描かれた、大学教授を頂点とする医局制度が利権を求めて復活していること。利権という面で見れば白ではなく、「黒い巨塔」になっています。結局「なんちゃって専門医制度」のせいで各医局が専門医育成の中心となり、大学病院を中心に医局制度が復活したわけです。

　もう一つは、病院に行かなくても、また医者に診てもらわなくてもいいんじゃないかということです。たとえば、健康診断でもがん検診でも、どれほどの意味があるのか。

　先ほど、医療そのものが過剰だと指摘されましたが、無理やり医療を押し付けられなくてもいいということです。多くの人がそのことに気づきはじめていて、じっくり話し合ってみると、同じようなことを考えている人が多いように感じます。

森田　過剰医療は既得権益の温床ですから、そこにアプローチされたら嫌だという医療関係者は圧倒的に多いと思います。でも、そこに切り込まないと、医療費は40兆

社会保障の給付と負担の現状（2023年度予算ベース）

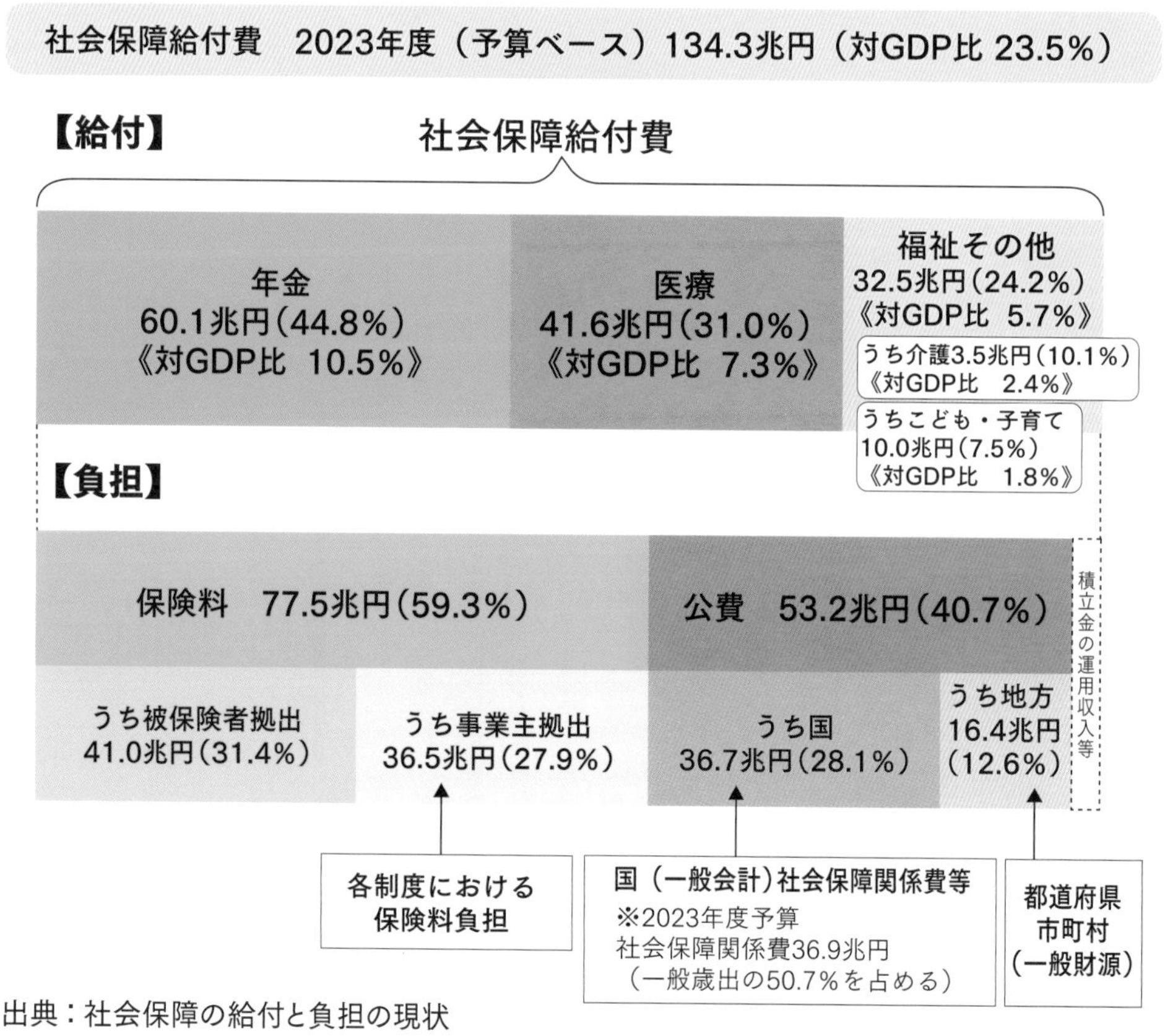

出典：社会保障の給付と負担の現状

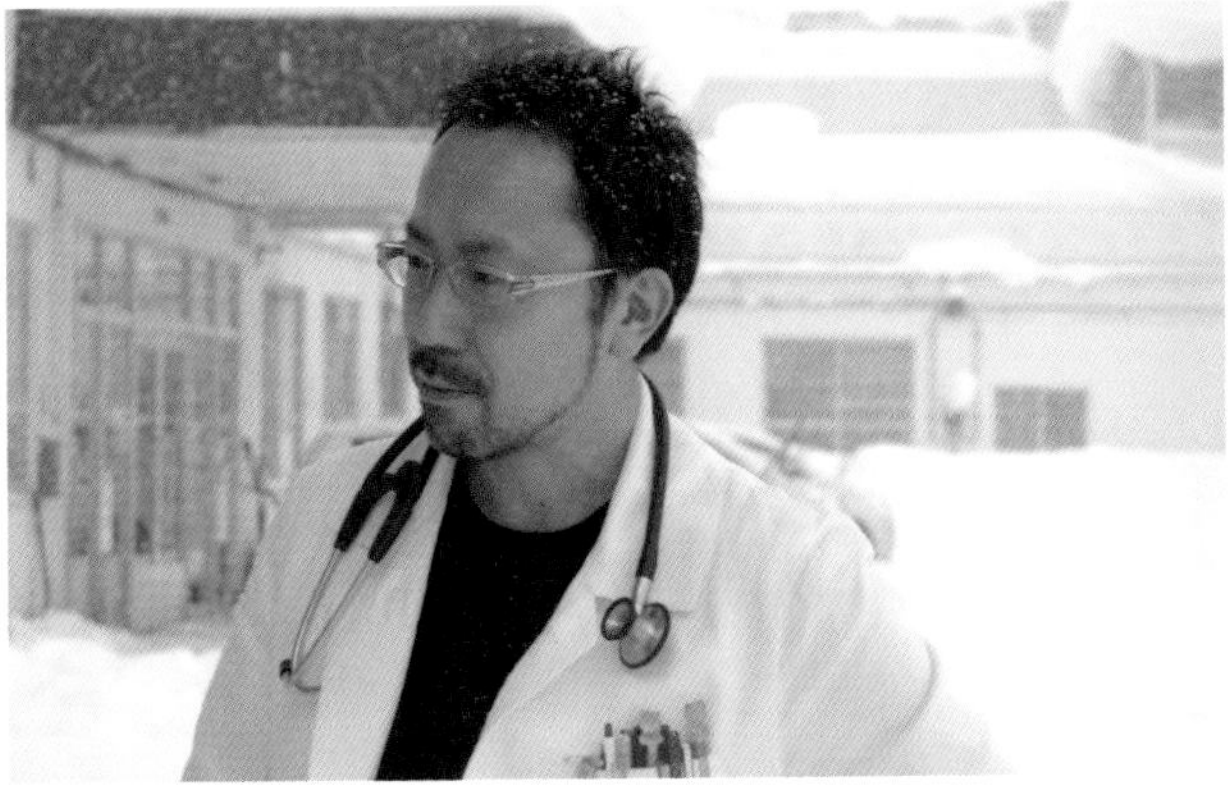

森田医師は夕張市立診療所の所長も務めた

円を超えており、国民の負担は今後膨らむばかりです。

木村　２０２４年度の診療報酬改定で、特定疾患療養管理料において、これまで内科で算定の多かった糖尿病や高血圧症、脂質異常症が対象疾患から除外されました。この指導管理料の除外は、開業医にとってはダメージは大きいんですか。

森田　大きいですね。私のところは大丈夫ですが、一般的には大きいと思いますよ。先ほども医療費の問題を指摘しましたけれど、根本的には、患者さんのほんとうの思いを聞き出せていない医療の問題があると思うんです。患者さんがほんとうに現在の医療を望んでいるのであれば、医療費がかかっても仕方がないと思います。問題は、医療側が勝手に医療サービスを提供し、医療費を無駄に使っていて、そのことに国民が気づいていないことだと思います。

木村　ほんとうに必要なのかどうかを判断して、費用対効果をきちっと考えなければいけない。効果というのは、別に経済的効果だけではなく、その人にとっての生活の質（ＱＯＬ＝クオリティ・オブ・ライフ）であるとか、家庭の事情も入ってきます。他の先進国では、この費用対効果の概念が、政策決定に入っているわけです。

　あまり高齢の方には人工呼吸器を繋がなかったり、50代以上の方にはエコー（超音波検査）をあまり使わなかったりします。延命効果があまりないということであれば、使わないと判断するのも選択肢としてはあるわけです。

　患者側がどうしてもやりたいということであれば、自費で提供すればいいだけです。それなのに医療側が勝手にやりすぎる。やれどもやれども人の命は最終的には亡くなるわけなのに、何で普通に死ぬことが許されないのか、ということ自体が私はほんとうにおかしいと思いますよ。

森田　医療がビジネス化されているため、高度医療や先進医療をやれば、90歳、１００歳になっても、もっと生きられるんじゃないかと何となく幻想を抱かせている。

木村　都会の高齢者を見ていると、あまり人の死を見ていないからか、自分は死なないんじゃないかとか。アンチエイジングの話が出てくると、おばあちゃんももしかしたら20代に戻れるかもしれないとか。

森田　さすがに20代は無理です（笑）。

木村　女性はある一定の年齢になると、閉経を迎えるわけです。でも、更年期障害改善などの名目で、閉経に至る前からピル（経口避妊薬）を飲み続ける人もいます。低用量ピルは女性ホルモンが含まれているため、ある程度更年期障害の不調が改善されたりします。それでピルの服用をやめないんです。

森田　飲み続けると、どうなるんですか。

木村　通常よりも、閉経が遅くなるんです。でもいつかは生理も来なくなる。すると、ピルを飲み続けていた人たちが「どうして生理が来ないんでしょう」と私に訊《き》いてくるんです。目が点になってしまいます。

森田　それこそ、医療が幻想を抱かせたという事例ですよね。医療が介入することで、閉経がいつまでも来なくできると思わせてしまったんですね。老化現象は医療では根本的に解決できないんです。

木村　老化は個人差があって、高齢になっても綺麗にしている人はいます。

　そこに医療が介入すると、幻想を抱かせやすいんです。人間誰しもいつかは枯れて死ぬわけですから、その当たり前のことに正面から向き合って、自分なりの死生観を持つことがこれから大事になるんじゃないですかね。

（参考文献）
『日本の医療の不都合な真実』
森田洋之著／幻冬舎新書
『表現者　クライテリオン』
２０２３年11月号／啓文社書房

沖縄で培った「心の医療」を東京で生かす

——患者や家族の「不安」を「安心」に変えるのが在宅医療の役割

田代《たしろ》和馬《かずま》（ひなた在宅クリニック山王院長）

取材・文　西所正道

中部病院での教えを守れば コロナ患者も「断れない」

「すみません。先ほど急患がありましてクリニックに戻れなくなりました。患者さんに何かあると、頭がすべてそっちに行ってしまって……」

そう語るのは、東京都品川区にある「ひなた在宅クリニック山《さん》王《のう》」院長の田代《たしろ》和馬《かずま》さん（34）だ。

実はこの日、クリニックで対面取材の予定になっていた。しかし約束の時間になっても戻ってこない。

ようやく連絡がついたのが十数分後。冒頭のような説明があり、急きょ往診車からのリモート取材となった。

「患者さんに対しては、〝イエス〟か〝はい〟のどちらか」

という、沖縄県立中部《ちゅうぶ》病院研修医（48期）時代にたたき込まれた教えを、忠実に実践している田代さんらしい登場の仕方だった。

＊

田代さんを一躍有名にしたのは、新型コロナウイルスの流行である。

多くの開業医がコロナ患者を診察しない中、〝断らない医療〟を標榜《ひょうぼう》する田代さんは積極的に患者宅を訪ねた。高熱で苦しむ患者を診察して回る田代さんの密着映像は、幾度かテレビで放映された。診察した患者の数は６００人を超える。

「いや、僕からすれば特別なことをしたっていう実感はなくて、当

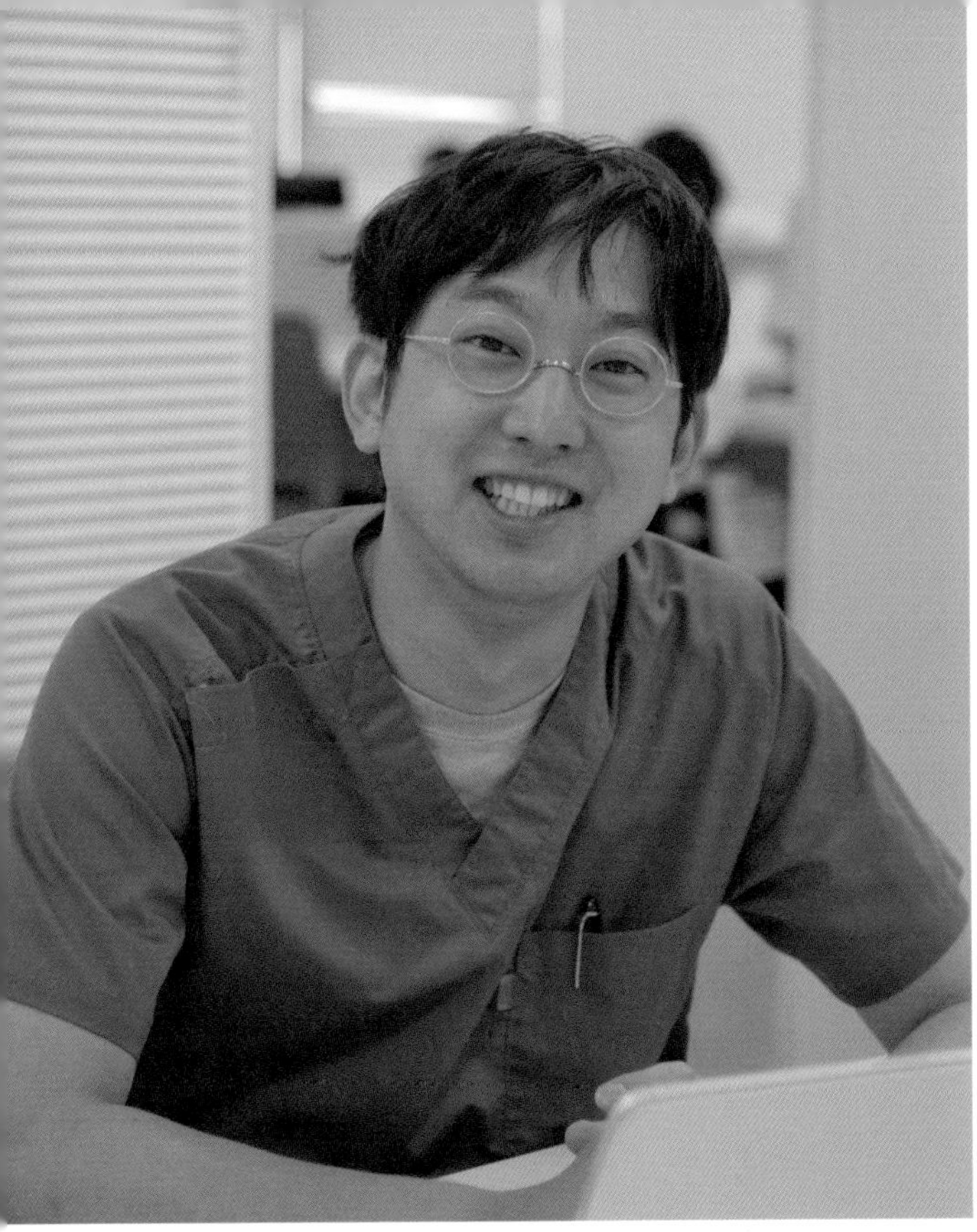

田代和馬（たしろ・かずま）
ひなた在宅クリニック山王院長
宮崎大学医学部卒業、沖縄県立中部病院（初期研修）、沖縄県立中部病院（後期研修）、沖縄県立北部病院内科
ECFMG Certificate/ 内科学会認定内科医

たり前のことをやったまでで」

それにしても、コロナが蔓延《まんえん》した約3年間は過酷だったという。

若い男性が、苦しくてトイレにもたどり着けず布団の中にもらしてしまい、掃除もできず、そのまま横たわっていた。

80代の末期がんの男性は、コロナに感染したあと、状態が悪化。入院させるべく救急隊が100軒以上の病院に問い合わせるが、受け入れ先が見つからなかった。結果、患者は死亡。田代さんは次のように嘆く。

「そういう患者さんは珍しくなくて、コロナを診察中は悔しい思いを何度もしました。コロナ患者の治療に使う病床として確保されているのに、実際には稼働していない〝幽霊病床〟が、うちのクリニックの近くに100床ぐらいありました」

都内のコロナ病床稼働率は、2021年夏の第5波時点では7割だったが、翌22年になると50％代後半という時期もあった。田代さんは首をかしげる。

「もちろん医師や看護師が感染して、患者さんも受け入れられないという事情は想像がつきます。でも5割はヒドい。神奈川県でも8割は稼働していた。東京はやる気があるのかなと、素朴な疑問を抱いていました」

なぜ、そうした事態になるのだろうか。

田代さんは、「断り慣れ」しているからではないかと推測する。

「僕たちが沖縄県立中部病院で教えられたのは、とにかく困っている人を診なさいということでした。患者さんの求めに応じるという〝患者ファースト〟のメンタリティ。そういう教育を受けた者からすると、コロナで苦しんでいる人が目の前にいたら断れないわけです」

もう一つ考えられるのは、どんな疾患でも〝総合的に診られる能力がある医師〟の不足である。

「研修時にたたき込まれたスーパーローテーション（いろいろな科を回る研修）。どんな患者さんでも総合的に、多臓器横断的に診るトレーニングは、しているはずなんです。たとえなんらかの専門科に進んだとしても、他科の疾患を診ることができないなんてことにはならないんですが」

コロナは、図らずも医師の臨床能力を白日の下にさらしたともいえる。と同時に、医師の教育とはこれでいいのか、という問題も突きつけたのである。

『医龍』に惹かれ医学部へ
中部病院を知り見学に行く

田代和馬さんは宮崎県生まれ。二人兄弟の長男。3歳のとき両親が離婚したため、女手ひとつで育てられた。

つましい生活を送っていたので、おもちゃやゲームなどは買ってもらえない。県営住宅の外に捨てられていた学習ドリルを拾って勉強していた。

志望していた宮崎大学附属中学は、残念ながらクジに外れる。しかし成績優秀で、模擬試験で優秀な成績だったことから、中高一貫の鹿児島・池田学園に特待生として入学ができることになる。目指すは医学部だった。

医師になるきっかけは、ほのぼのしている。小学2年生のとき、隣の席に座った女の子が「私、看護師さんになりたい」と話すので、「じゃあ僕はお医者さん」といったのがきっかけだ。

その後、テレビドラマ『医龍《いりゅう》―Team Medical Dragon―』（フジテレビ）を見て、医師が病気の人を次々に治していくカッコよさに惹《ひ》かれ、猛勉強の末、宮崎大学医学部に入学した。

　大学2年生のとき、大学生活に面白みを感じなくなる。そんな田代さんを覚醒させる人物が3年生のときに現れる。

　現宮崎市長の清山知憲《きよやまとものり》さんである。当時医師4年目だった清山さんが、講師として教壇にあがったのだ。

「宮崎大学の研修医は、モチベーションが高くない」

　と先制パンチを繰り出し、自分の研修医時代のことを話しはじめた。

「自分が研修を受けたのは沖縄の県立中部病院。ここでは〝患者ファースト〟が貫かれていた。厳しかったが、いまの自分をつくってくれた病院だ」

　中部病院に興味を抱いた田代さんは、5年生のときに中部病院に見学を申し込んだ。

「一緒に見学した他大学の学生がすごく個性的で、面白いメンバーが揃《そろ》っていたんです」

　研修医も診療の前線でたくさんの患者を診ていた。その姿が生き生きしていて魅力的だった。

　研修先へは希望した医療機関に入れるケースがほとんどだが、中部病院は人気が高く8倍の競争率だった。

　筆記試験と面接を受けた。面接での質問は二つ。「人生でいちばん大変だったこと」と「それをどう乗り越えたか」。何を話したかは覚えていないが、質問の仕方から、ストレス耐性をチェックしている印象を受けたという。

　14年、中部病院で初期研修がスタート。間もなく田代さんたち研修1年生が前線で診察を始めた。診察する間、指導医が研修医のことをチェックするのだが、その距離感が絶妙だった。放置するでもなく、近くで見すぎるでもなく、ちょうどの距離感だったのでやりやすかった。

「あまり近すぎると、監視されたり評価されたりしている感覚を受けて、診察に集中できないのですが、適度な距離感はありがたかったですね。要所要所でコメントもくれましたし、症例ごとにフィードバックがありました」

　1年間で、およそ2200人もの患者を診察したという。

　ベッドサイドで行なう回診に参加する機会もかなりの回数あり、それも貴重な時間だった、と振り返る。

　研修をする中で田代さんは、「とんでもない天才に出会った」という。

　血液腫瘍《しゅよう》内科医の朝倉義崇《あさくらよしたか》さんである。朝倉さんは、岐阜大学をへて、県立中部病院で研修（33期）を受けた。元宮城県知事の浅《あさ》

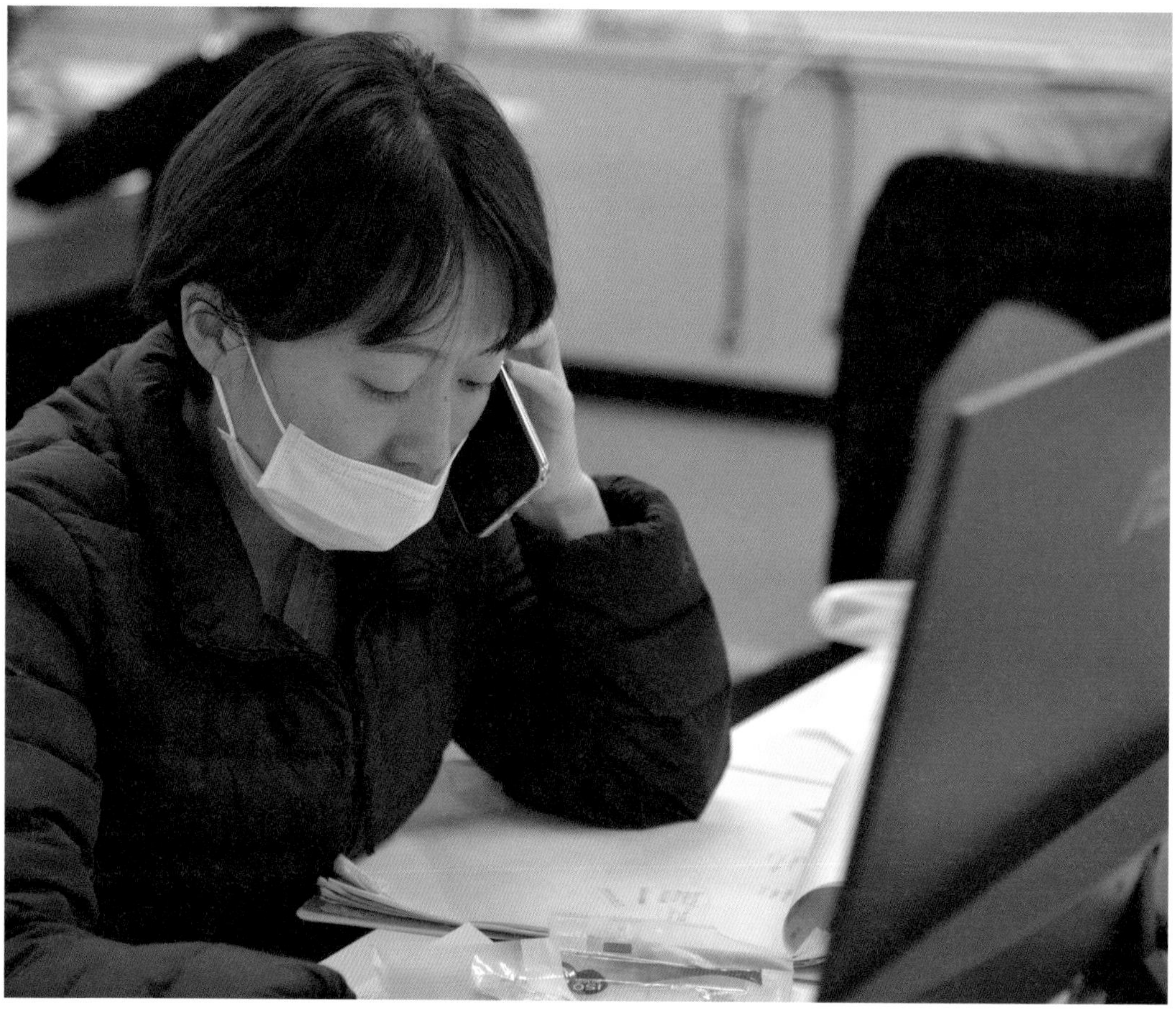

ドライバーや医療事務・総務スタッフも在宅医療を支える大事な柱だ

野《の》史郎《しろう》さんが成人T細胞性白血病になった際、担当医チームに参画。造血幹細胞ミニ移植を成功させ、社会復帰に貢献している。

衝撃を受けたのは、CT（コンピュータ断層撮影）やMRI（磁気共鳴画像）、顕微鏡所見、画像分析力などにおける卓越した診断能力である。だからといって検査に頼らず、問診と身体診察を大切にすることにも驚かされた。中部病院の研修でも、検査よりもまず問診と身体診察を行い、「検査は結果を想像してやるもの」と教わった。

しかし朝倉さんへの問診、触診や聴診器による身体診察の仕方をみていると、次元が違った。「わずかな変化、徴候も見逃さない」という迫力があったという。それに検査から得られた膨大な情報を加え、患者のために最適化する処理能力もまた最高レベルだった。

さらに特筆すべきは、〝患者ファースト〟の思いが群を抜いて強かったことだ。

「どこの医療機関でもさじを投げられた患者さんを何人も救っているんです。〝何でみんな治療を諦めたり、断るんだろう？　何か他に治療法があるはずだ〟と、必死で考えるんです。患者さんの求めがある限りあきらめないと」

〝最後の砦《とりで》〟——朝倉さん自身がいったわけではないが、傍らでみていた田代さんはそう思った。

「患者さんの状態が悪くなることがいちばん嫌だとおっしゃっていましたね。だから患者さんが調子を崩したりすると頭を悩ませ、自分を責めたりしていた。患者さんがつらいというのが自分にとって一番ストレスだとおっしゃっていて、朝倉先生のそういう患者さんへの姿勢が、いま僕が仕事をする上で道標になっています」

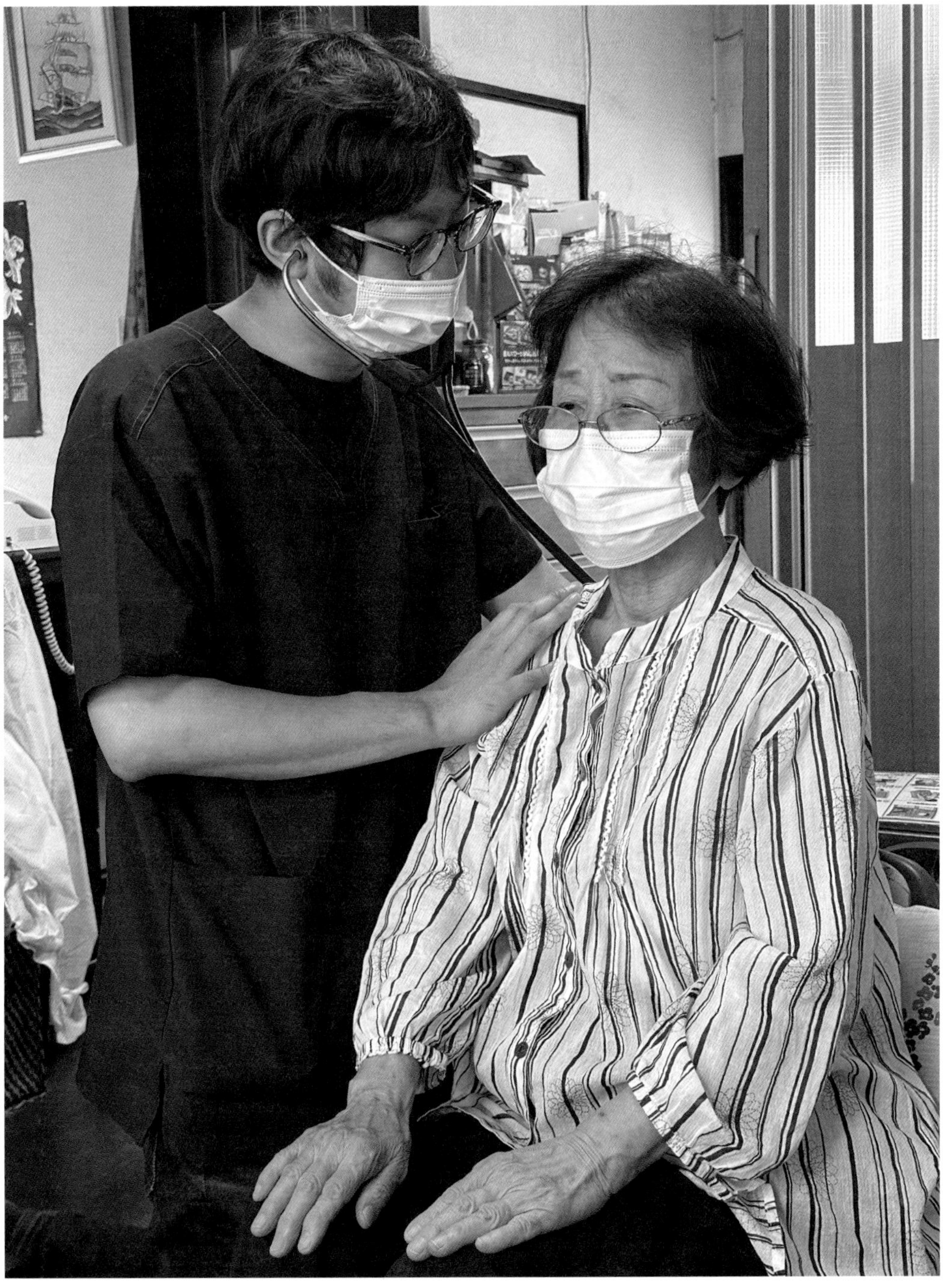

ことわらず、みはなさず、いつでもすぐに、丁寧で、誠実な、ひなたのように温かいケア
——ひなたの理念

ひなた在宅クリニック山王での新規依頼におけるがん患者・非がん患者割合

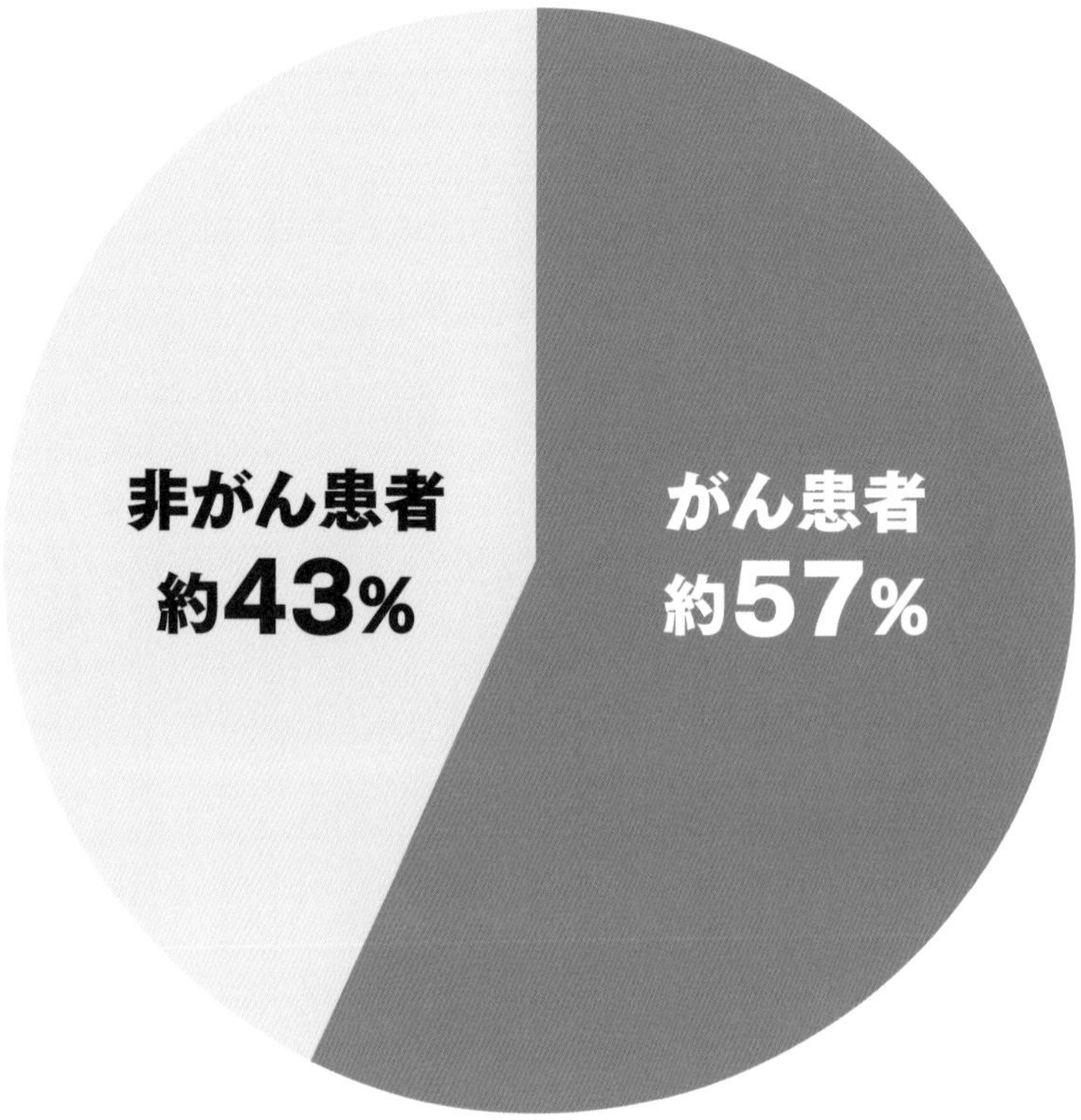

出典：ひなた在宅クリニック山王

離島の研修で学んだ在宅での看取りの大切さ

後期研修で、離島・僻地《へきち》研修を通じて感じたことや考えたことも、いまの仕事に役立っている。

田代さんは伊平屋《いへや》島を中心に、波照間《はてるま》島、石垣《いしがき》島などで、診療活動にあたった。

多くの離島では医師は一人しかいないのだから、島民の命と健康は自分の腕一本に掛かっている。医師4年目だから、不安がないといったら嘘《うそ》になる。

離島に行く前、先輩医師からこういわれた。

「堂々としていろ」

その先輩医師がいいたかったのは、不安を悟られるようでは、島の人たちも不安になってしまうということだ。

「だから『医龍』の凄腕《すごうで》外科医、朝田龍太郎《あさだりゅうたろう》みたいにカッコ良くしようと。まじめな話、自信ができれば不安はなくなるわけで、自己鍛錬をしなければというモチベーションにもなりましたね」

診察をしていると、貴重な体験もできた。

在宅看取りである。

中部病院にいた頃は、最期を病院で迎えるという患者を多く見てきた。なかには看取り目的で家に帰す人もいたが、死の直前に具合が悪くなり、家族が救急車を呼んで、結局、病院で亡くなるというケースもあった。

「病院では、どうしても最後の最後まで病気と闘って朽ち果てるように亡くなるケースをよく見ました。もちろん治る可能性があれば、戦うべきだと思います。しかし末期がんのように明らかに治る見込みがないケースは、在宅看取りを選択肢の一つにしてもいいのではないかと考えていました」

離島では、末期がんの患者が入院していた病院から自宅に戻り、家族が看取るのを支えたことがある。まず驚いたのが、在宅医療をしてみたら、どういうわけか医師がいう〝余命〟をはるかに更新したことだ。

「何でだろうと思っていたんですが、穏やかに自然に生活したほうが、おそらく長生きできるのかなと思いました」

住み慣れた家で、家族がいて、近所の友だちがときどき訪ねてきてくれる。具合がいいときは、ゆっくりと話ができる。心安らぐ環境が患者にとっていいのだろう。

ひなた在宅クリニック山王での管理患者におけるがん・非がん割合

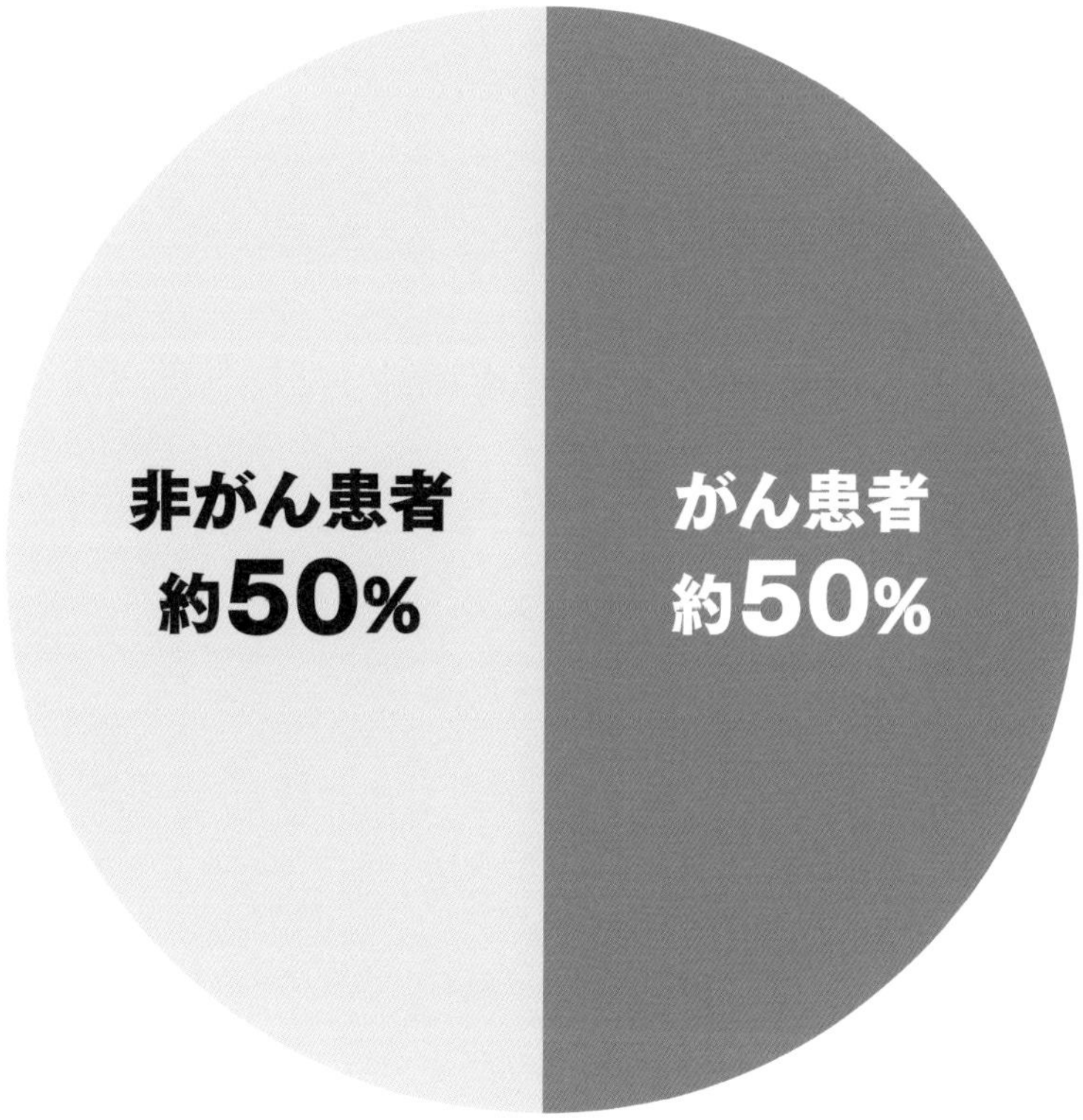

出典：ひなた在宅クリニック山王

また、人は放っておくほうが、安らかに最期を迎えられるという。田代さんはこう話す。

「本人は食べたいといっていないのに、体が弱るからと無理に食べさせたり、医者も点滴をしたりしがちなんですね。でもそれは患者さんを苦しめることになります。むしろ点滴はやめて、余分に水分を与えないほうが、枯れるように、そして眠るように穏やかに亡くなる。それは在宅医療のほうがやりやすいのです」

そうした体験を通して、看取りのあり方をずっと考えていた。病院が引き取り、病室で死ぬのは患者や家族にとっていいことなのか。またすべての患者を病院で引き取るのはいいことなのか——。

田代さんは思った。

「こんなことを続けていたら、病院は疲弊してしまうのではないかという危機感を抱きました。とくに高齢者がさらに増え、多死社会が極まるこれからはそうです。地域でできることは地域でやる。そのためには地域の医療を支えるクリニックがしっかりしていなければと思ったのです」

18年11月、故郷宮崎に帰省したとき、清山さんに再会した。中だるみ気味だった医学生時代の田代さんに、カツをいれた医師だ。

話題は自然と、島で考えていた地域医療の必要性に移った。清山さんは、すでに18年7月に宮崎市で「ひなた在宅クリニック」を開業していた。仕事ぶりを聞くと、楽しそうだった。

「いつか僕も在宅医療をやろうかな」

と田代さんが話すと、清山さんは、

「もうやっちゃったら?」

と返した。

「不思議なことに、気がついたらやる気になっていて、半分勢いで、東京でクリニックをやろうという話になりました」

場所は品川区にした。在宅医療のニーズが多いから決めたのかと思いきや、宮崎と東京を往復することが多くなるかもしれないので、羽田空港からのアクセスがいい場所という、わかったようでよくわからない理由だった。

それはともかく、当時、田代さんは29歳。若いので、クリニックを構える物件探しに苦労した。ところが幸い、JR大森駅に近い「山王」という場所に空き物件が見つかった。

「肺炎でも在宅治療は可能」といいケアマネに驚かれる

19年4月、田代さんは「ひなた在宅クリニック山王」を開業した。理事長に清山さん、院長には田代さんが就いた。

いざ診療を始めようとすると、在宅医療を理解してもらうことの難しさに直面する。自分のクリニックを知ってもらおうと、ケアマネジャーのところへ挨拶に行ったとき、田代さんはこう語った。

「慢性期の人だけを診るのではありません。イメージとしては救急外来のような在宅医療。いわば〝攻めの医療〟です。難しそうな患者さんも断りません」

一例として、肺炎の患者でも在宅治療ができると伝えたが、

「はっ? 何いっているの? 肺炎で入院させないのはありえない」

といわれた。それがごく普通の感覚だというのは理解できた。

「しかし」と、田代さんはこう持論を展開した。

「高齢社会ですから、これからは在宅で診られる人はしっかりご自宅で診られるようにしないと、入院させたくてもさせられない未来がもうすぐそこに来ています。在宅で、安心して診られる社会にしていきましょう」

物別れに終わる場合が多い中で、患者さんを紹介してくれるケアマネジャーもいた。実際、肺炎を在宅で治療すると改善した。こうしたケースが出はじめ、それが関係者にも伝わり、田代さんの診療スタイルを理解する人も増えていった。

そんなときである、新型コロナウイルスが蔓延しはじめたのは。

「田代さんっていうお医者さんがいっていた通りになったね」

あとになってわかったのだが、そう思ったケアマネジャーがいたという。新型コロナの患者を診察できる病院も医師も圧倒的に不足していて、入院したくてもできないという、それまでは想像だにしなかった状況ができてしまったのだから。

患者はコロナに感染して苦しんでいるのに、病院から入院を断られ、入院できないまま死んでいく――地獄のような世界を田代さんはかけずり回った。

一見、在宅医療が認知されてよかったように思うが、田代さんは「まったくそんなことはない」という。コロナ患者に手を取られたため、在宅医療の往診を一部止めざるを得なかったからだ。

それでもいまは在宅医療のニーズが増え、医師は7人体制、非常勤の医師を入れると20人体制でシフトを組んで診察している。看護師も15人が常駐する。そうしたメンバーで約700人の患者を診療している。

患者のために〝頑張る〟か〝とても頑張る〟の二択のみ

在宅医療を行う場合、田代さんはエネルギーの2割を患者に使い、残り8割は家族を支えることに費やすという。

まず患者は、病院から自宅に戻されると、もう治療法はないのか、あるいは医療から見放されたのではないかといった絶望感を抱えてしまう場合もある。それに対して田代さんは、

「家で診るというのは、あなたにとってプラスの意味があるんです」

などといったり、必要に応じて、複数の職種の人にケアをしてもらったりしながら、丁寧に診療を進める。

次に家族だが、支えるためにかなりのエネルギーを費やすという。なぜなら、いつ何時、患者の容態が急変するかわからないからだ。

「ご家族の皆さんは不安ですよね。だから不安になったら、24時間365日いつでも電話くださいと伝えています。無理して頑張る必要はないんです。ご家族には〝どうか頑張らないでください〟といっています。〝頑張るのは私たちですから〟と。私たちの仕事は、患者さんやご家族の〝不安〟を〝安心〟に変えることなのです。その安心を積み重ねていくことで、在宅医療は続けられる。そして、その先によい看取りができるのです。安心を積み重ねるのが私たちの在宅医療です」

患者や家族が抱える不安は多種多様である。ときにはそれを医師だけで解決できないことがある。そういう場合に力を発揮するのは、医師以外のスタッフだ。看護師、薬剤師、管理栄養士、理学療法士などの専門職と情報共有しながら支えていく。

患者や家族が困っていれば、いろいろな手を尽くして不安を取り除くのが、田代さんの考える在宅医療である。だからよくこういう。

「患者さんのために、〝頑張る〟か

ひなた在宅クリニック山王での看取り数の推移

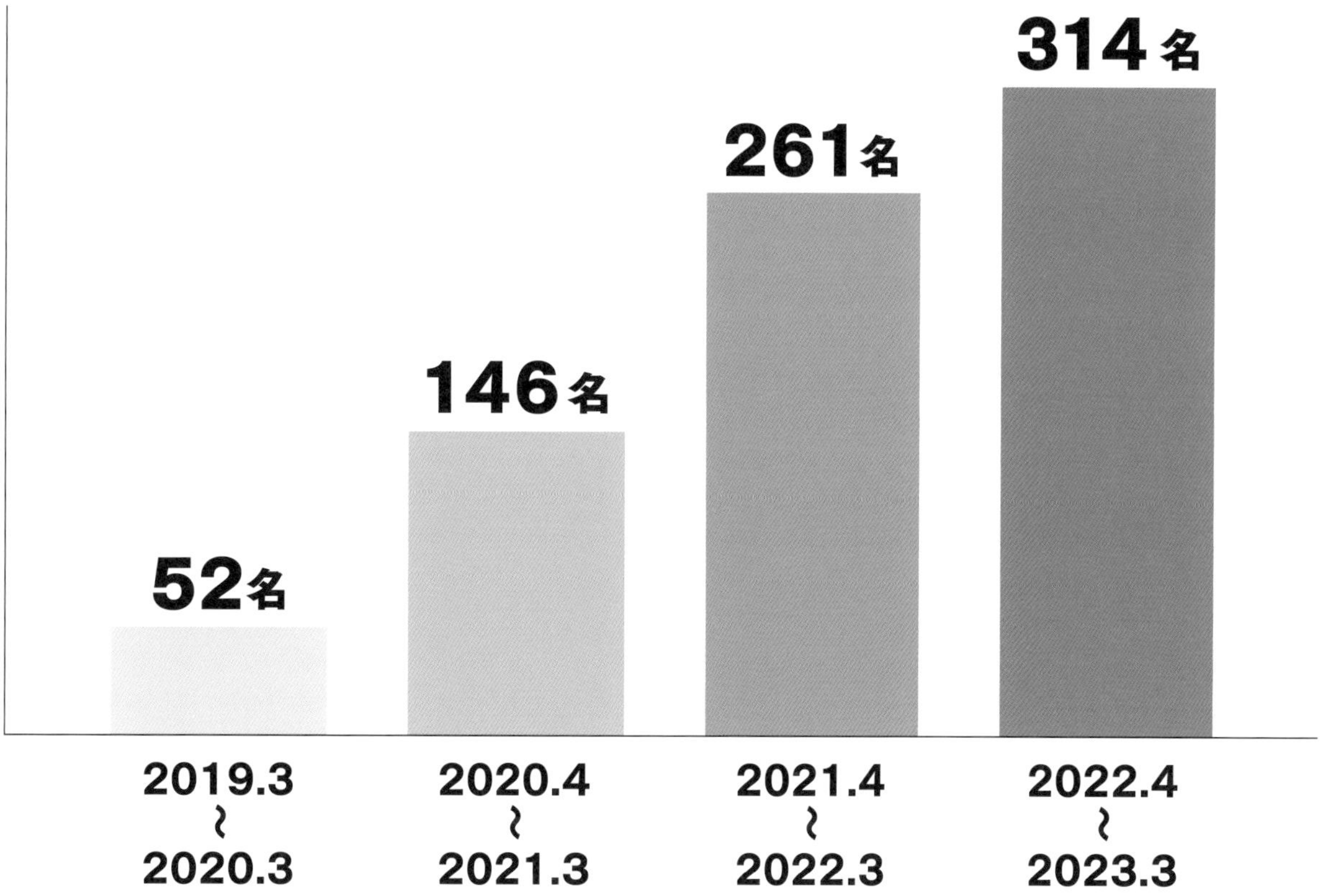

出典：ひなた在宅クリニック山王

〝とても頑張る〟か、の二択しかない」

次のような場合も、田代さんは頑張る。

50代の末期がんの男性がいた。聞けば、もう20年も音信不通状態になっている母親がいるという。どうやら仲違いしたらしい。しかし余命いくばくもない状態になって、

「母ちゃんと会いたい」

といい出した。

こういう場合、その願いを叶《かな》えるのもひなた在宅クリニックである。スタッフが手を尽くして母親を探し出した。

息子の様子を伝えると、母親はすぐに駆けつけてくれた。

こういう場合、母親も自分を責めたりするので、気持ちをやわらげるため、慎重に言葉掛けをした上で息子との対面となった。

対面の前に、母親が二人きりにしてほしいといったので、田代さんは再会の様子を見ていない。ただ、そのときには息子はすでに危篤状態だったので、ちゃんと話すことはできなかっただろうという。

それでも、母親は満足したようで、

「ちゃんと診てくださって、ほんとうにありがとうございました」

と頭を下げてたという。

今年で開業6年目を迎える田代さんのクリニック。コロナを経て医療を取り巻く環境や、患者側の考え方に変化はあっただろうか。

「僕らが日々接する患者さんからは、そうした変化は感じられないです」

と答える。

ただ、訪問医療に関わる若手の医師は、同じ区内で少しずつ増えつつあるようだ。高齢社会で多死社会だから、訪問医療に関わる医師がしばらくは増えるだろう、と田代さんはいう。

「でも僕らの基本姿勢に変わりはありません。困っている人がいたら断らずに助ける。弱い立場に置かれた人たちに光を届けていく。誰一人取り残されることのないような診療を心がけたい。そして、訪問診療の文化が広まっていくといいなと思っています」

＊

「じゃ、次の患者さんがいらっしゃるので」

そういって田代さんは、次の患者のもとへ向かった。

［私だけの名医＝良医］チェックリスト

□初診に時間をかける（症状だけでなく、経過や背景などもきちんと聴く）

□患者さんの顔を見て話し、パソコンのデータばかり見ていない

□患者の意見をしっかりと聴き、遮るようなことはしない

□風邪やインフルエンザに抗生剤（抗生物質）を出さない

□最新のデータに精通している（新しいエビデンスが出たら、それに対応してくれる）

□治療法に関して、世界的なエビデンスに基づいた説明をする

□患者に、治療に対する意見を聞いてくれる

□話を聞かないまま「まず検査を」といわない

□オプション検査で腫瘍《しゅよう》マーカーを勧めない

□「この治療・検査をしないと、手遅れになります」など、患者を不安にさせることをいわない

□「薬を飲まないと死ぬ（脳卒中になる）」などと脅して薬を強要しない

□無闇に薬を替えない

□薬が合わないと訴えると替えてくれたり、一時やめてくれたりする

□生活習慣病（高血圧症、高脂血症など）で何年もかかっているが、薬を出すために1ヵ月に1回や2週間に1回など、短期間の来院をさせることはない

□リフィル処方を積極的に薦める（「リフィル処方お断り！」などという張り紙はない）

□患者の人生観も聞いてくれる

□待合室の患者さんの雰囲気が明るく、元気そうにしている

□紹介状を書くのを嫌がらず、作成に高額な請求をしない

□セカンドオピニオンを得ることを嫌がらない

□患者の病状だけでなく、家庭環境、職場環境など、さまざまな状況に関して把握しようとする

□自分の人生を相談できる

※和田秀樹医師、木村もりよ医師監修もと、［私だけの名医＝良医］の条件をチェックリストとしてまとめてみました。全部当てはまる必要はありません。半数以上であれば受診してみましょう。あなたとの相性が良ければ、「あなたにとっての名医＝良医」になる可能性は高いでしょう。

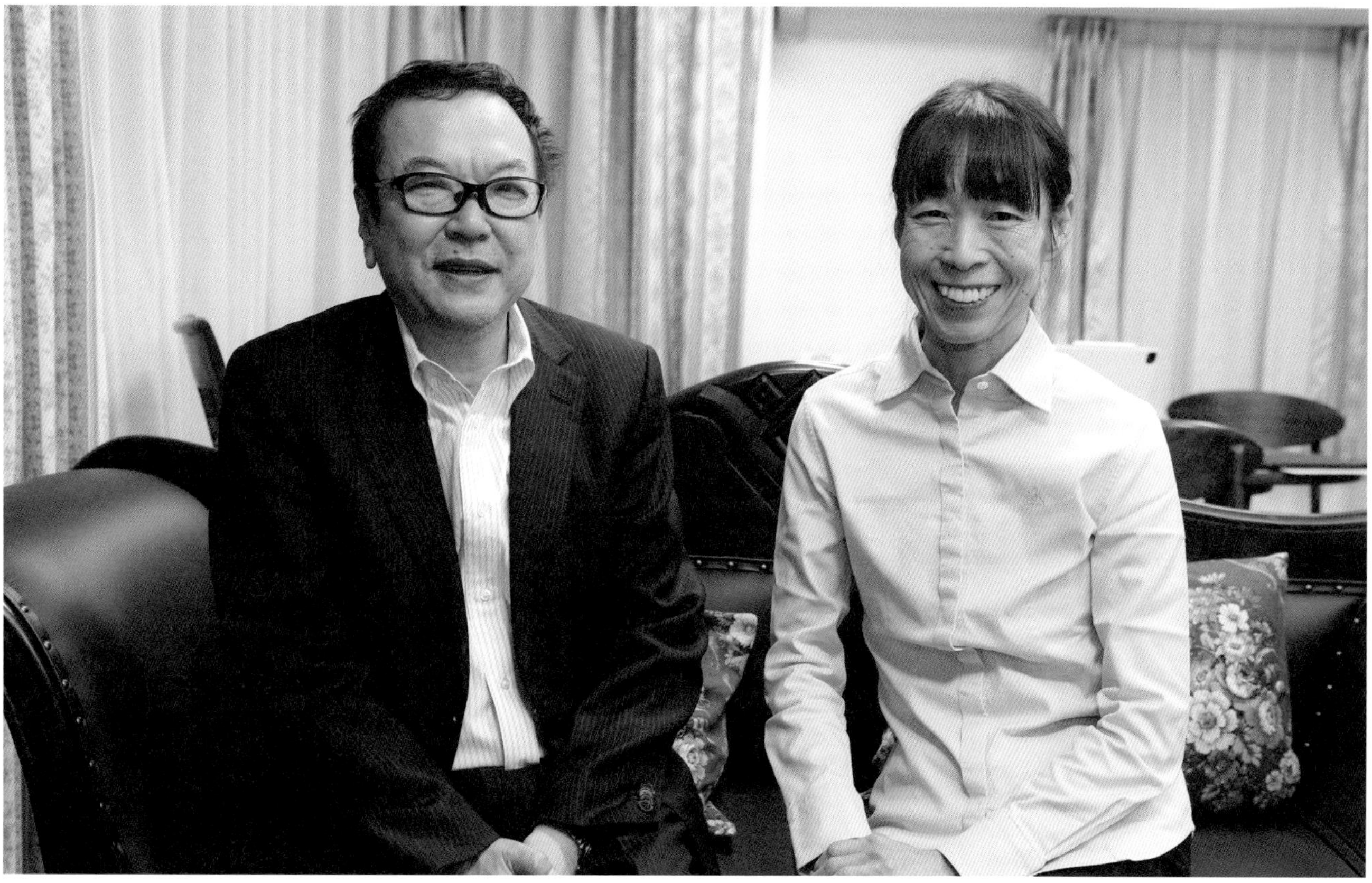

連続企画

和田秀樹＋木村もりよの「患者塾」

ユーチューブで発信を続ける「ヒデキ＋モリヨのお悩み相談」。過去好評だったテーマのほんの一部を、今回活字で紹介。今後は、「賢い患者になって、自身の健康を守る!」をテーマに、「患者塾」として活字と動画で発信を続けていきます。読者の皆さんからの質問をお待ちしています。

健康診断で寿命が延びるというエビデンスはある?

木村　「健康診断といえば、メタボ健診が有名ですが、健康診断にはエビデンス（科学的根拠）があるのですか」という質問が来ています。

和田　僕の知る限りでは、ないですね。実はエビデンスに近いものを日本人間ドック学会が出したことがあります。150万人規模のデータを分析し、血圧やコレステロール値が基準値よりもやや高めの人のほうが長生きできる、というデータを出したのです。ところがこのデータを出した途端、循環器内科の偉い医者たちがコテンパンに叩いて、それで結局引っ込めてしまった。日本は偉い先生のほうがエビデンスより勝っちゃう――恐ろしい国なんだなと思いましたね。

木村　『コクランレビュー』という、権威のある研究を集める組織（コクラン）が出している研究批評があるのですが、以前私がそこで調べた限りでは、いわゆる健康診断には二つ種類があると――一つは、メタボ健診に代表されるような健康診断と、もう一つはがん検診のような検診ですね。この二つに関して、日本のように毎年金太郎飴のごとく同じ項目をずっと検査しつづけている国は他にはないですね。特に先進国の中ではない。韓国が唯一、日本に近いことをやっていますが、公費を使ってやっているところはない。これはどういう意味かというと、健康診断で病気を早期発見・早期治療したところで、確実に死亡率を減少させるという大規模データが存在しないから、日本以外の先進国では健康診断を公費で熱心にはやらなくなったんです。

和田　そうですよね。他の先進国では、健康診断は「お金の無駄遣い」という認識なので、希望者以外には実施しない。実際、現在の日本では、男女の平均寿命は7歳ぐらいの差があるはずです。実は、第二次世界大戦直後は2歳しか差がなかった。いまの80代の人を思い浮かべていただきたいんですけれど、１９７０年代ぐらいから企業での健康診断は始まっていますから、50年前とすれば30代からずっと会社の健診を受けてきた人たちです。特に男性はそう。一方、いま80代の女性は専業主婦率が高いし、働いていたとしてもパートタイマーが多かったですから、大多数が健康診断を受けてこなかった人たちなんですね。健康診断を男性も女性も受けていなかったころの平均寿命の差は、たった2歳。男性は健康診断を受け、女性は健康診断を受けてこなかった世代の平均寿命の差は現在7歳。健康診断を受けて長生きできるのだったら、差はむしろ縮まるはずです。

木村　誰が考えたって、明らかにおかしいですよね。ところで、このごろ腹が立つことがあって（笑）。スポーツジムなどに行くと、子宮頸《けい》がん検診や乳がん検診を20代のうちから受けましょうといった啓発ポスターが貼ってある。子宮頸がんの検診はまだ許せるにしても、乳がん検診を20代から受けはじめ、がんを早期発見できて切ったところで、再発する可能性が高い。乳がん検診のポスターは権威ある学会が出しているのですから、世論との間にハレーション（悪影響）を起こすかもしれない。アメリカでは、20代から乳がん検診をやりましょうなんてことは一言もいってないわけです。こんな馬鹿げたことをやっているのは日本だけではないでしょうか。早期治療することによって不幸な女性がどれだけ増えるか――という話なんです。

和田　しかも日本の場合、健康診断を受けてがんが見つかったときの治療法に疑問を感じることがあります。例えばがんだけ取って放射線を当てる乳房温存療法は、標準治療になるのに15年もかかった。5年生存率はおっぱいを全部取る療法と同等なのに、長い間、乳房を全摘出してきたわけです。亡くなられた近藤誠《こんどうまこと》先生が、「死亡率は変わらないから、無理に乳房を全部取らなくていいよ」といったら、外科の教授たちが「俺たちの面子《メンツ》を潰す気か」とカンカンになって怒った。なぜ温存療法が標準療法になるのに15年もかかったかといえば、乳腺外科の偉い先生方が全員引退するまで、ほんとうのことがいえなかったからなんです。

木村　ひどい話ですよね。

和田　おっぱいを取られた人たちは、集団訴訟をすべきだと思いますよ。一事が万事で、例えば糖尿病の患者さんなら、ヘモグロビン（Hb）Ａ1ｃ（血糖値の2～3ヵ月間の平均値）といわれる検査値を基準値の5・5％や、やや高めの6％まで下げるのではなく、7～7・9％ぐらいで推移させたほうが死亡率は明らかに低くなるというデータがアメリカで発表されているんです（「ＡＣＣＯＲＤ《アコード》試験」）。発表から糖尿病学会が基準を変えるのに、やはり10年ぐらいかかった。

木村　まったく官僚的な考え方ですよね。自分たちがかつていったことが誤りだったことを認めたくない。自分の面子のためなら、どんなに患者さんが不幸になってもいいんだ、っていうことなんですかね。

無駄な健診はやめて介護労働者の賃金を上げろ

和田　「がんは、なるべく大きく取りましょう」という、日本のくだらない医療常識の弊害も大きいですね。高齢者の方ががん手術を受けると、ほとんどの人は体力を落とすんですよ。がんはきれいに切除できたといわれたのに、みなヨボヨボになる。胃がんなどはそう簡単に転移するがんではないので、がんだけ取れば胃の機能は低下しない。それを、胃の3分の2も取ったりするから、ガリガリに痩せてしまう。年を取ると、栄養不足の害のほうが大きくなります。実際、がんを取って元気になった高齢者など、私はほとんど見たことがありません。結局、がんには「見つかる不幸」というものもあるんですよ。

木村　日本の場合、若い人だったら早期発見・早期治療のほうがいいんじゃないか、という意見もあるけれど、日本以外の先進国で早期発見・早期治療を積極的に推奨している国はありません。というのは、若いうちに不幸にして見つかったがんは、進行が早いものが多いし、早期発見できていくら治療しても、果たして予後はどうかといわれると、〝良くない〟というのが現実ですからね。

和田　もちろん、白血病などの一部例外はありますけれど、そうでないがんに関しては、若いうちに見つかると、再発の可能性がとても高い。私なら症状が出てから治療する――例えば、口から肛門まで続く消化管のいずれかの場所が狭くなって物が通らなくなるといった〝通過障害〟が出たり、疼痛といった症状が出たりしてからの治療でいいと思うんです。

木村　私も同感です。やはり、大規模なデータによるエビデンスは無視しちゃいけない。もちろん、ご本人が「どうしても心配で、お金をかけてでも毎月検診をやりたい」というのであれば、それはそれでいいと思います。ただ、公費をかけて国民全員に強要するのはやめてもらいたいですね。

和田　がん検診に限らず、健康診断で何か悪い検査値が出ると多くの場合、有無をいわせず数値を改善するための治療が開始されます。治療の中心は薬です。若い人には有効かもしれませんが、高齢になればなるほど検査値は異常値が出やすい。異常値というのは単に統計学的に平均から離れているだけの話だから、年を取れば体が衰えてくるので（老化）、ばらつきが出るのは当然なんです。高齢者の場合、検査値が異常でもほんとうに治療をする必要があるかどうかはわからない。

　東京にある浴風会《よくふうかい》病院という高齢者向け医療施設でお年寄りを長年診てきた立場からいうと、年を取れば取るほど血管の壁が厚くなるので（動脈硬化）、血圧が高くなるのは必然なんです。また、年を取ると栄養が不足してくる。だから血糖値は高めの人のほうが長生きするんです。高血圧・高血糖に関しては長生きするかどうかのエビデンスはないのですが、少なくとも血糖値は高めのほうが頭は冴える――私の個人的な感想ですが（笑）。87歳で資産20億円になったデイトレーダーの人は、血圧が220あるのに、下げると頭が冴えないといって下げないそうです。

木村　少なくとも、治療したほうがいいかどうかといわれたら、「治療をしたほうがいいというエビデンスはない」ということですね。

和田　検査値に一喜一憂するのは、精神的にもよくない。血圧や血糖値を下げるにしても、一般的に検査値を基準値にまで下げる薬というのは、心臓の働きを悪くするとか、薬を使って血糖値を下げるとかするわけです。つまり、人間としての活力を奪ってしまう――飲むとヨボヨボになってしまうんです。

木村　そうですね。少なくとも私は、大規模調査のエビデンスがない検査値に対して一喜一憂するの

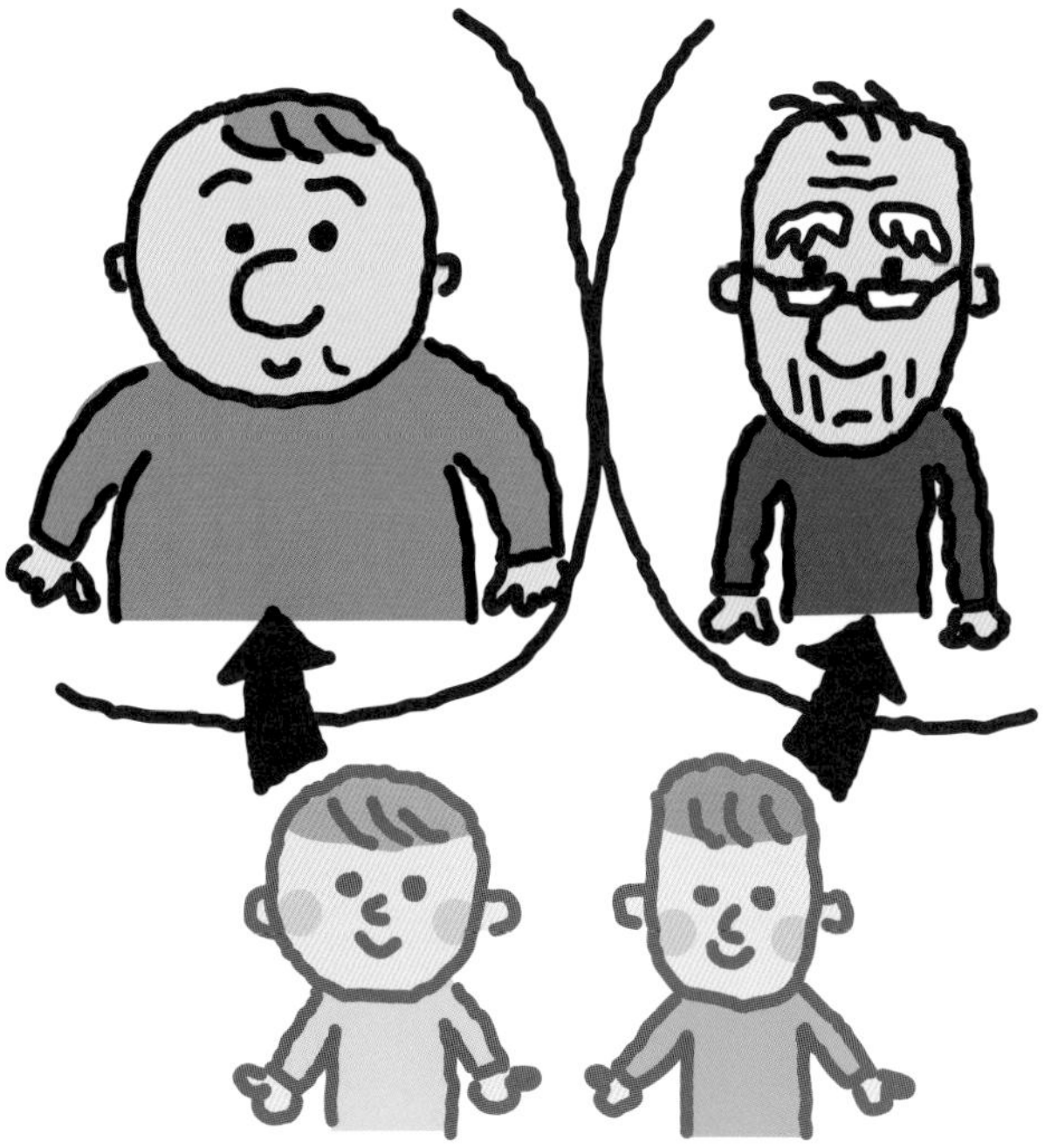

年を取れば取るほど老け方も人それぞれ、
検査値もばらついてくる

は嫌だし、がん検診は基本的に受けません。早期発見しても、死亡確率や生存確率が変わらないんだったら、見つけないほうが人は幸せに過ごせる期間が長くなると思います。

和田　病には「知らぬが仏」っていう面もあるんです。

木村　私は疫学・統計学をアメリカで学んできました。疫学とは簡単にいうと、人の集団で発生する病気の要因や分布などを調査し、病気との因果関係を証明する学問です。アメリカの疫学の教科書で、「スクリーニング」（大量のものを検査して、条件に合うものを選び出す行為）についての説明で最初に書いてあるのが、「スクリーニングというのはネガティブな効果もある」。

　例えば、コロナ禍でおなじみになったPCR検査にしても他の検査にしても、100%完全に信頼できる検査結果というのは存在しません。検査をすると「偽陽性」というのがどうしても出てきます。がん検査でいうと偽陽性の人というのは、本来がんじゃないのに「あなたはがんですよ」って診断される人たちのことです。偽陽性とわかれば「がんでなくてよかった」と思う人がいるかもしれない。でも一方で、「いや、ほんとうはがんだったんじゃないか」と疑心暗鬼になる人もいる。そうすると、「私は偽陽性っていわれたけれど、もしかしたらほんとうはがんかもしれない」と、毎年脅えながら検査することになる。スクリーニングにはこうした、いわゆる「精神的な負の要素」があるということを忘れてはいけない、って書いてあるわけです。こうした精神的な負の要素をまったく無視して患者さんと接しているのが、日本の医療ですね。

和田　日本の医療現場は、患者さんに対する心理学的な影響を考えなさ過ぎる。配慮のない一言で不安が増してしまったり、場合によっては生きていることが不安になったりする。自分は健康だと思っていた人が、健康診断を受けたばかりに、コレステロール値が高いだの、中性脂肪が高いだの、GOT（肝機能検査値）が高いだのといわれるわけです。

　検査値自体の悪さより、検査値が悪いから不健康なんだというレッテルを張られることのほうが健康の不具合につながりかねない。そんなことをして、国民はほんとうに幸せなのか、と思ってしまいます。

木村　国としても、費用対効果がないことにお金をつぎ込んで、国民を不幸にする必要なんてまったくないじゃないですか。

和田　それに健康診断に無駄なお金を使うんだったら、例えば現在、介護労働者は200万人以上いますが仮に200万人として、その人たちの年収を50万円上げるとすれば、1兆円あれば足りるわけです。年収が50万円上がれば介護労働者を集めやすくなるし、そこにお金を使ってほしいですね。

木村　日本の政策に共通していえるのは、費用対効果の視点がないということです。効果判定をするには、大規模な調査を行って、政策を実施したグループと実施しなかったグループとの比較をするしかない。

和田　40兆円以上ある国民医療費のうち、1割の無駄な検査や投薬をやめさせることができたら、4兆円を捻出できるわけです。4兆円あれば、介護労働者や看護師の年収を50～100万円増やせます。高齢患者が増えつづけるこれからの医療には、健康診断や薬より、人にお金をかけるべきです。

患者を診ずマニュアル通りに治療する医者は危ない

木村　さて、「危ない医師の見分け方を教えてほしい」というリクエストが届いています。

和田　私が考える危ない医師というのは、問診や触診といった患者さんの具合を直接診ないで、パソコンの画面に出ている検査データだけを見てマニュアル通りに治療をする医者ですね。アメリカにも治療マニュアルがあって、医者はマニュアルに沿って治療をしていますが、日本と決定的に違うのはアメリカのマニュアルはエビデンスに基づいています。アメリカの場合、5年後の死亡率や罹患《りかん》率が高いか低いかで、治療が標準化されています。エビデンスに裏打ちされたマニュアルに沿って治療しないと、保険会社がお金を出してくれないこともある。少なくともアメリカの場合、統計学的なエビデンスに基づいているだけ〝まし〟なんです。

　ところが日本の場合、マニュアルというのは大学教授の思いつきですから。エビデンスの裏付けがなく、「たぶん血圧は下げておいたほうがいい」「コレステロール

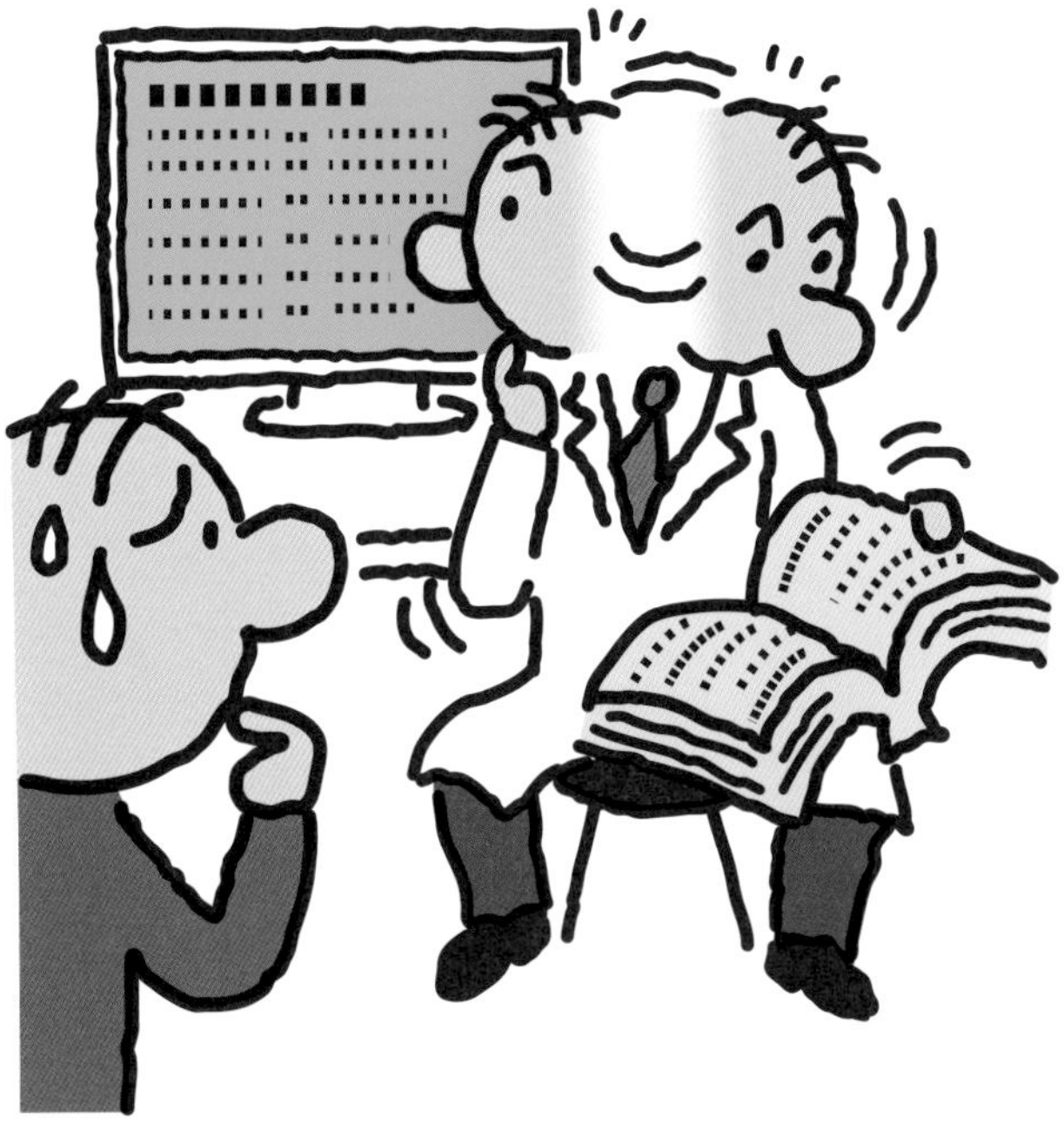

虎の巻を見てマニュアル通りに治療する医者は要注意

も下げたほうがいい」という程度なんです。そこに科学的な裏付けはない。巻頭の座談会でも少し触れましたが、その集大成が『今日の治療指針』（医学書院）という虎の巻のような書籍です。いろいろな病気について、あまりエビデンスのない標準治療を並べている。

　いまのお医者さんは、例えば内科で開業していても、開業する前は呼吸器内科、消化器内科、循環器内科といった専門分野の内科しかやっていない人がほとんどです。だから、自分の専門外の病気で患者さんがやって来たら、虎の巻を見て薬を出すしかない。虎の巻に頼り切っている医者は「危ない医者」なのではないかと私は思っています。診察室にこうした虎の巻が置いてあるかどうかは、医者を見分ける一つの基準になるかもしれません。

木村　『今日の治療指針』に準じた治療をやっていれば、診療報酬を請求したときに減額されない仕組みになっています。ただ和田先生がおっしゃったように、そこに書かれてある内容は何十年も前の治療法だったりしますし、ほかの先進国であれば通用しないような治療法もあります。もちろん、きちんと勉強している先生方も多くいらっしゃいます。常に医療情報・技術を更新しています。

　一方、勉強していない医者は、虎の巻や医師会から送られてくる分厚い『血管疾患の見方』『循環器疾患の見方』とかをパラパラ読んで治療するといった具合。古い医療情報に基づいて治療している不勉強な医者がいることを、患者さんは知っておく必要があります。

和田　その通りだと思います。危ない医者にはいろいろなタイプがいると思うのですが、性癖に問題のある医者もその一つでしょう。患者さんから聞いた話では、精神科の診療なのに上半身の服を全部脱がせて診察を始めるといった、意味不明な医者がいるようです。また、精神科なのになぜか内診台（婦人科用の検診台）があって、そこで触診を始める。告発された事例もあるのに、なぜか日本ではそんな人でも医師免許ははく奪されない。たぶん罪にならなかったんでしょう。

木村　それって、明らかに性犯罪ですよね。

和田　パワハラ・セクハラ医師も危ない医師ですね。いまは大学からの医師派遣に謝礼を払うのが禁止されていますが、病院の経営者が医学部教授を接待することがあります。そのとき、教授によっては「病院でいちばんきれいな女子職員を連れて来るように」といった要求をする人もいる。酒席で「俺の酒が飲めないのか」とかいって、その女子職員に一気飲みをさせたりするんです。もうあり得ないことです。

木村　非常に稀《まれ》な例ではあるかもしれないけれど、やはりこうしたことに関して、司法はもっと厳しく対処してほしいですね。

和田　令和は昭和と違って、大学生たちでも一気飲みを強要すれば問題になる時代です。医学部の教授がアルコールの一気飲みをさせるなど、論外です。

木村　医師免許を持った人がそういう行為をするのはよろしくない。ほんとうに真面目に患者さんを診ている人たちの信頼まで傷つけてしまう。患者さんも、医者の中には優越的な地位を使って、犯罪的な行為を平気でする人がいることも知っておいてほしいと思います。

脊柱管狭窄症の手術を避けるべき理由

和田　58歳男性会社員からの相談です。「脊柱管狭窄症《せきちゅうかんきょうさくしょう》と診断され、歩くと痛く、立っているのもつらいです。医者の指示で、薬とリハビリ、ストレッチで対処していますが、根本的な解決になっていないように感じています。狭窄が原因ならば、その原因箇所を治療しなければならないのでしょうか。薬を飲んで数ヵ月がたち、痛みは多少軽くなりましたが、このまま薬を飲みつづけなければならないのなら、いっそのこと手術も選択《せんたく》肢《し》として考えておいたほうがいいのではないかと悩んでいます。木村先生のご意見をぜひお聞きかせください」とのこと。

木村　私は、手術に対しては慎重になったほうがいいと思います。特に整形外科領域の手術は、たとえ病巣部がうまく治ったとしても、他の部分に支障が生じてしまう――例えば、神経を傷つけてしまうこともあります。特に脊椎《せきつい》といった大事な部位を手術する場合には、手術後安静にしなければならない期間が長い。安静にする期間が長くなれば筋力は低下してきます。この方は50代なので、若い患者さんに比べると筋力の低下は早いと思います。実際に病巣自体は治ったけれども、筋力が低下したことで歩けなくなる人もいる。最終的に痛みが強くなってきたら、手術ではなく神経ブロック療法（神経や神経の周辺に局所麻酔薬を注射して、痛みをなくす方法）等の対症療法を考えればいいんじゃないかなと思います。

和田　私の知人に、「日本一の腰痛の名医」とされている先生がいらっしゃる。昔は「手術の名人」といわれた方ですが、いまは手術を原則やらない。神経ブロック療法であれ何であれ、とにかく痛みを取ることがいちばん大事なんだ、とおっしゃっていた。それからもう一つ、手術すればよくなるといいますが、手術するまでに神経はかなり傷んでいるものです。傷んだ神経は回復しませんから、期待したほど手術後痛みがよくならないという人は少なくありません。

狭窄が進行性だったり、どんどん石灰化が進んでいるのであれば、手術を考えないといけないかもしれません。ただ進行性のものでなければ、手術は回避したほうがいいでしょう。手術をしない場合、薬の選び方が大事で、痛みを取ることがポイントです。痛みを取るために、医者がどれほど工夫してくれるか。たかが痛みだろうと思うかもしれませんが、患者さんにしてみたら、痛みがいちばんつらいわけです。

木村　痛みを抑えるという意味では、神経ブロック療法なんでしょうね。痛みが緩和されて、血流がよくなり、筋肉のこわばりもなくなりますから。

和田　私もそう思います。

老年性のうつを認知症と間違えるな

木村　60歳男性からのご相談。「高齢者が自殺するケースでは、老年性うつが影響している場合もあるのでしょうか。和田先生はどうお考えですか」というものです。

和田　確かに各種統計を見ると、実は65歳以上の人の5％がうつの診断基準に当てはまっています。

木村　それは、一般人口よりも高いですよね。

和田　一般人口が3％といわれていますから、やはり高齢になるほどうつになりやすい。65歳よりも70歳、70歳よりも75歳、75歳よりも80歳になるほど、自殺率は上がっています。高齢者のうつに大きく関与していると思われるのが、セロトニンという神経伝達物質です。セロトニンは「幸せホルモン」と呼ばれ、年を取るにつれて減っていきます。セロトニンが減るとうつになりやすくなり、死につながることもあります。高齢者のうつは、奥さんとの死別による孤独といった、外的な要因が大きい。薬なんか効かないだろうと思われがちですが、お年寄りには薬が意外に効くんです。

新潟県の松之山町《まつのやままち》（当時）で1987〜2000年に「自殺予防活動」という高齢者の自殺を予防する取り組みが行われました。精神科医と保健師さんが地域住民を訪問して、うつ病の疑いがある高齢者を拾い出した。それぞれのケースに合わせて高齢者をフォローし、薬を処方するぐらいの治療なんですが、それでなんと自殺が7割以上減ったんです。

木村　それは大きいですね。

和田　この取り組みで明らかになった高齢者のうつに対する重要

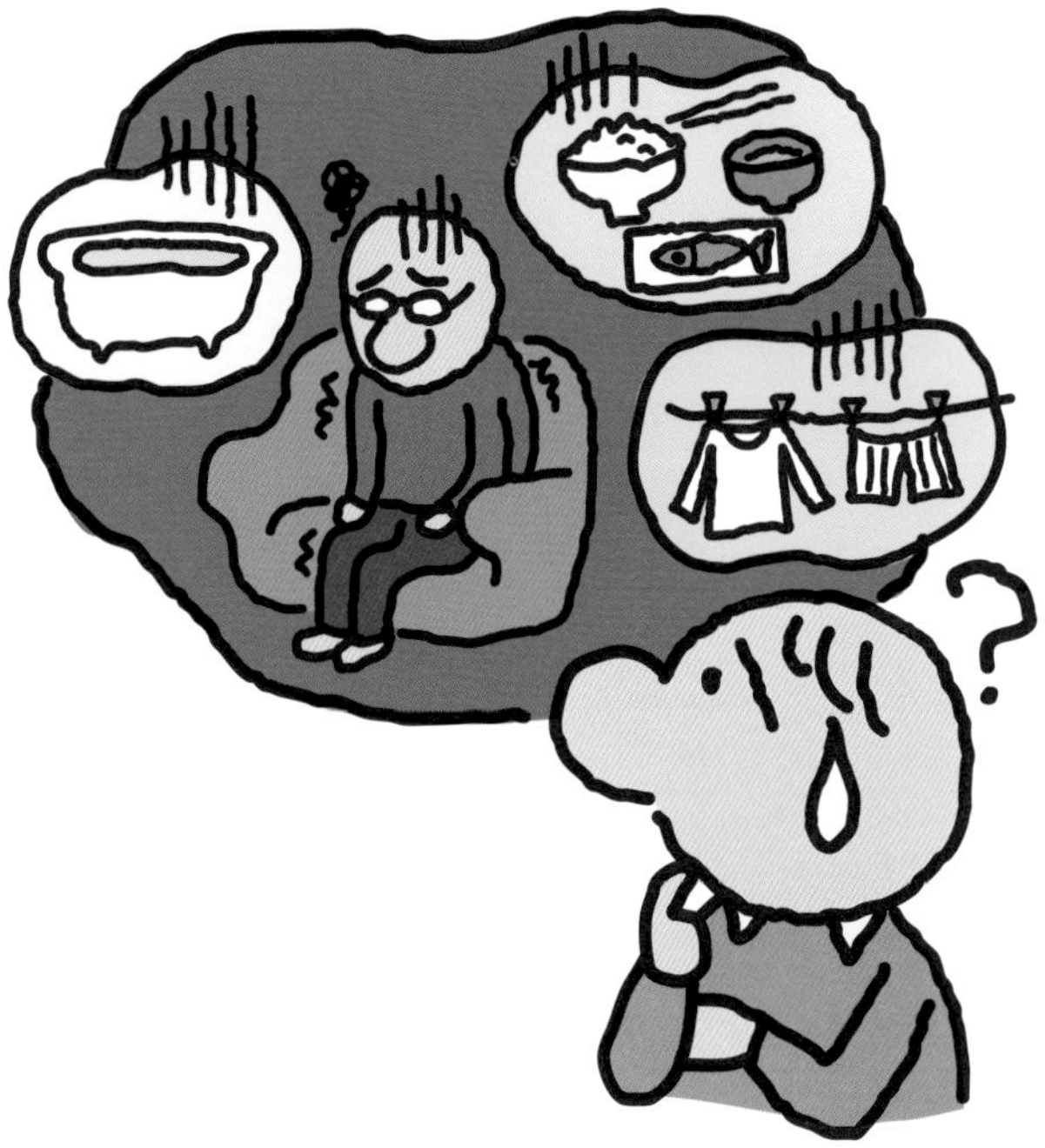

老人性のうつでは、物忘れ、入浴しない、
着替えないといった変化が同時多発的に起こる

な改善ポイントは、セロトニンを足してあげること。ところが、コロナ禍で外出を自粛させる政策を政府は取った。そのため外に出ないお年寄りがすごく増えてしまった。これはとても危険なことで、外に出ない、歩かないことで、歩けなくなったお年寄りが急増。人と話さないケースも増え、日光に当たらないお年寄りも増えた。実は日光に当たると、人間の脳内ではセロトニンが分泌されるのです。日光に当たらないせいで、うつっぽくなっている高齢者が多くいる。しかも、他人としゃべる機会や愚痴《ぐち》をこぼす機会も奪われ、うつになっていった人は多い。高齢者のうつの特色として、真面目な人ほどうつになりやすいという傾向もあります。

　お酒との付き合い方も重要です。お酒の飲み方一つ取っても、気晴らしで愚痴をこぼしながら人とワイワイ飲むのは、うつ予防になるし、アルコール依存症にも、どちらかというとなりにくい。それでも、なる人はなるんですよ。お酒は依存性薬物ですから。いちばん危険なのは、一人飲みなんですね。一人飲みというのは酒量が増えてしまうし、健康な人でも一人飲みをするとセロトニンが枯渇《こかつ》していく。だから、うつの人が一人飲みを続けていると、自殺に至るケースが出てくるんです。

木村　うつ病を疑う一つのファクターとして、「アルコールの量が増える」というのは重要かもしれません。

和田　そうなんです。不眠で睡眠薬を飲むのはまだ安全なんですけれど、眠れないのでアルコールの量が増えるケースがある。欧米では夜11時ごろになると、お酒は買えなくなるんです。日本だと24時間いつでも買えるため、お酒がなくなったらすぐに買いに行ける。高齢者のうつは、お酒がからむと厄介です。

　もう一つ申し上げたいのは、老年性のうつというのは、本人も家族もうつだと気づきにくいケースが多いということです。それはなぜか。一つは、精神科医がうつを疑うときに、必ず聞く二つの質問があります。一つは「夜眠れていますか？」ということ。夜眠れなくなるというのはうつの可能性が高い。特にうつの場合は寝つきが悪いんじゃなくて、夜中に何回も目が覚めるんです。夜中3時ぐらいに目が覚めて眠れなくなる。ところがお年寄りの場合、不眠は年のせいだと思っちゃうんですね。

木村　年のせいで夜、トイレが近いとかね。

和田　もう一つは「ちゃんと食べてますか？」ということ。うつになると食が細くなるんです。ところがお年寄りは、食が細くなっても年のせいだと思ってしまう。若い世代だったら、夜何度も目が覚めて食が細くなったらうつだと疑うのに、お年寄りだと家族も本人も「年のせいだ」と思いがちなんです。

　それに加えて大事な症状は、高齢者のうつでは記憶障害が起こるということ。ついさっきいわれたことを忘れてしまうといった症状もあります。ところがこういった症状を目の当たりにすると、家族はまず認知症を疑う。

木村　本来はうつであるのにも関わらず、認知症として診断される高齢者は多いですね。

和田　このことについて、開業医の人たちはあまり知識がないようです。ここで老人性うつと認知症との重要な見分け方のポイントを一つ申し上げておきましょう。認知症はだんだん進んでいくので、物忘れが始まってから、着替えをしなくなったり、お風呂に入らなくなったりするまで、数年のタイムラグ（時間差）があります。それに対してうつの場合は、1カ月ぐらいの間に、物忘れが始まり、風呂にも入らなくなる、着替えもしなくなるということが、かなり同時多発的に起こります。同時多発の場合は、うつになったという可能性が高い。このあたりの見分け方は、ご家族で共有してほしいですね。

直前まで元気な人でないと孤独死はできない!?

木村　68歳男性、アルバイトの方からの相談です。「それなりの年齢になってきたこともあり、終末期医療や在宅死に関しての記事などが気になるようになりました。高齢者を多く診てこられた和田先生は、人の死に方について、どのような考えをお持ちなのでしょうか」というものです。

和田　昔勤めていた病院では、2回当直すると1回は誰かが亡くなるといった頻度で、人の死と直面していました。それなりに多くの高齢者を診てきたのですが、もがき苦しみ、非常につらい思いをして亡くなる方は、いまのところ見たことはないですね。たいがいは、そのまま意識がなくなって、寝ているような状態から起きてこなくなる場合が多い。モニター上で心電図がフラット（平坦）になるケースがほとんどだったので、僕は死がそれほど怖くなくなったのかもしれない。

　そういう意味では、終末期医療で「点滴をする」「呼吸器を付ける」といったことは、実は患者本人の問題ではないと僕は思っています。本人は意識がないんですから、苦しくも何ともないわけです。延命治療は医療費がかかりすぎるとか、家族から見てちょっとつらそうに見えるとか、そういう話は周囲の人間の問題なんです。

木村　医療に関しては青天井ではないし、ご本人にとってもハッピーかどうかわからない。国の財政にとっても費用対効果がいいかどうかわからない。効果もわからない。このような状況でお金をつぎ込む意味はあるのか——国家予算の中でどういうふうにやりくりしていくかを考えるのが現実的だ、と私は思っているんです。医療に対して、費用対効果という言葉を出すと、「命を軽々しく扱う」みたいなことをいわれますが、結局医療費が上がることによって、経済的な疲弊が起きてくるわけです。

和田　ところで在宅死は、一般的に三つのタイプがあります。一つめは「孤独死」です。二つめが「在宅看取り」。終末期において、治療等の延命をあまりせずに、在宅で世話をしながら最期まで見守る。三つめが「在宅介護」の結果、最後は家で亡くなるというケースです。結局、「在宅死」という言葉で括って、この三つをごっちゃにしているわけです。孤独死の場合は、はっきりいって、みんなピンピンコロリなんですね。つまり、元気な人じゃないと孤独死はできません。元気だった人が心筋梗塞《しんきんこうそく》でぽっくり逝《い》くといったケースです。ちょっと不幸なケースだと自殺なんかもあるんですけれど、少なくとも死の直前まで元気な人でない限り、孤独死はできないんです。それを不幸なようにいう人がいるけれども、そうとは限らないと私は思います。

　在宅看取りに関しては、がんと診断されて、治療をしないのであれば、最期まで家で看取ろうというのは非常にいい考えだと思います。家族も思い出を作ることができるし、本人も満足する。意思疎通も十分できるわけですから、病院の中でがんの末期を迎えるよりも在宅死はいい選択だと思うんです。

　ところが、在宅看取りでも在宅介護で認知症や寝たきりの人を死ぬまで家で看るのは疑問です。いつ終わりがくるかわからないし、在宅看取りと違って患者さん本人の意識がはっきりしていなかったり、認知症が進んでいたりするので、介護しているわりに感謝されなかったりするわけです。家族がどんどん疲弊して結局、一家心中の原因になったりします。あるいは、介護家族を殺してしまうだとか、本人が自殺してしまうとか、いろいろな悲劇を生んでいます。

　厚生労働省は、在宅介護を進めて施設介護をやりたくない、という方針なので、在宅看取りと在宅介護を一緒にして、「在宅がいいよね」といってますが、ちゃんと言葉の定義をして、介護施設を充実させる対策を取ってほしいですね。

読者が薦める「私だけの名医」投稿のお願い

『[私だけの名医]の見つけ方・かかり方』は、「良医」の輪を世の中に少しずつでも広げていこうという趣旨で発刊されました。患者に対して真摯に医療を実践している医師にスポットライトを当て、紹介することに主眼を置いています。

つきましては、あなたにとっての「名医」「良医」の投稿を募集しています。70ページの［私だけの名医=良医］のチェックリストを参考に、あなたの身のまわりにいる医師で、チェックリストに該当する項目が半分以上ある医師がいれば、ぜひ巻末のハガキでお教えください。次回以降発刊の『[私だけの名医]の見つけ方・かかり方』でその医師が掲載された場合には、お礼にQUOカードを進呈いたします。

また、「和田秀樹＋木村もりよの『患者塾』」への質問も募集しています。医療に対する質問・疑問がありましたら、巻末のハガキににてご投稿願います。採用された方には、お礼にQUOカードを進呈いたします。奮ってご応募ください。

なお個人情報については、厳重な管理のもと、当社のみの使用に限定いたします。

『[私だけの名医]の見つけ方・かかり方』編集部一同

の医師］

今回ご登場いただいた医師に、読者におすすめできる医師を紹介してもらいました。もし、お近くのクリニックがあれば、受診してみて感想をお寄せください。

※診療の妨げになる可能性があるため、電話番号はあえて掲載しておりません。電話連絡の必要がある場合はご自身でお調べください。

内原俊記医師からのご紹介

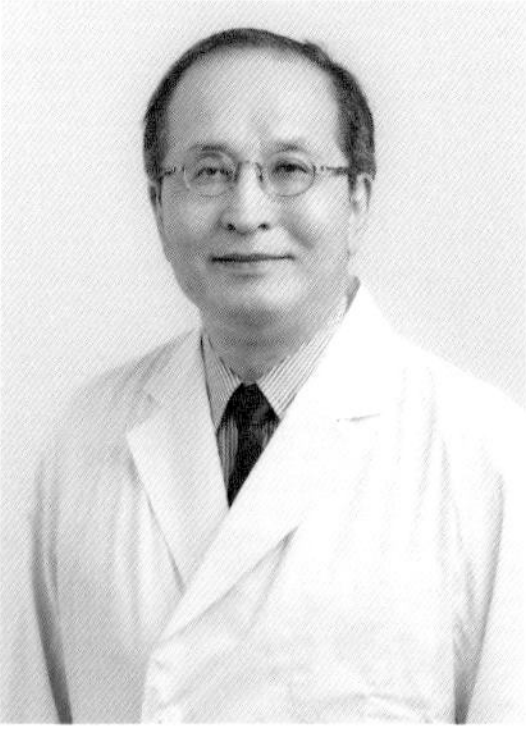

P18ご登場

● 平《ひら》田《た》一仁《かずひと》医師

友愛医療センター循環器内科／元中部病院副院長
〒901-0224　沖縄県豊見城市与根50-5
HP：https://ymc.yuuai.or.jp/

● 本永《もとなが》英治《えいじ》医師

沖縄県立宮古病院臨床研修センター長、総合診療科、リハビリテーション科／前同院院長
〒906-0013　沖縄県宮古島市平良字下里427-1
HP：https://miyakoweb.hosp.pref.okinawa.jp/

推薦理由

平田医師は病歴、心臓聴診を基本に、虚血性心疾患、不整脈、あらゆる循環器疾患に幅広く、深く介入する意志を持ち、新たな技術を導入して、後輩を育ててきた実績は驚異的。本永医師は研修開始時より離島の医療を念頭に研修を重ね、出身地の宮古島に固有の研修プログラムを立ち上げた。毎年複数の初期・後期研修医を受け入れ、宮古島から専門医を輩出。お二人とも中部病院研修医16期で、小生は一緒に研修させていただく機会に恵まれました。高い総合診療力を有しておられる点お二人は共通しておられますが、平田先生は循環器専門医として医療技術を深められ、本永先生は離島の地域医療にそれを反映させた点で対照的です。

徳田安春医師からのご紹介

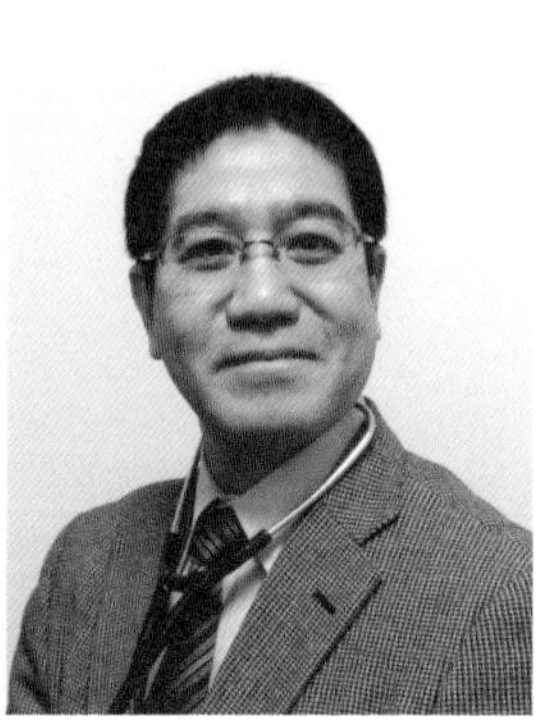

P36ご登場

● 服部《はっとり》真己《まさき》医師

南部徳洲会病院院長、内科部長
〒901-0493　沖縄県島尻郡八重瀬町字外間171-1
HP：https://www.nantoku.org/

推薦理由

患者さんの話をよく聞いてくれて、一生懸命に診断と治療を行います。総合内科のトレーニングを受け、沖縄で初めての総合内科を専門とする院長となりました。緩和ケアの必要性を感じたときに、緩和ケアのトレーニングを受けています。比較的大きな病院の院長ですが、救急当直も行っています。

田代和馬医師からのご紹介

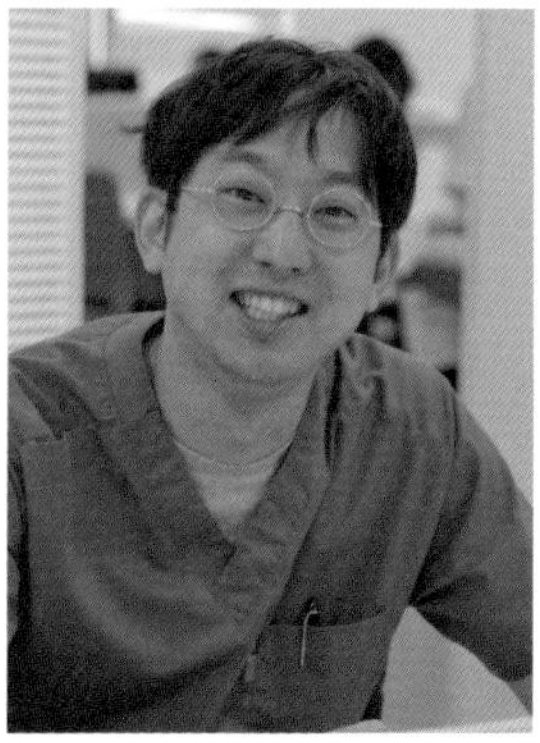

P62ご登場

● 朝倉《あさくら》義崇《よしたか》医師

沖縄県立中部病院腫瘍・血液内科
〒904-2293　沖縄県うるま市字宮里281
HP：https://chubuweb.hosp.pref.okinawa.jp/

推薦理由

問診、触診、聴診器による身体診察でわずかな変化、徴候も見逃さない。そこに検査から得られた膨大な情報を加え、患者さんのために最適化する処理能力も最高レベル。特筆すべきは、「患者ファースト」の思いが強いこと。「何か他に治療法があるはずだ」と、患者さんの求めがある限り治療をあきらめることがない、尊敬する先輩です。

広げよう「良医」の輪
医師がこっそり教える

私の［おすすめ

長尾和宏医師からのご紹介

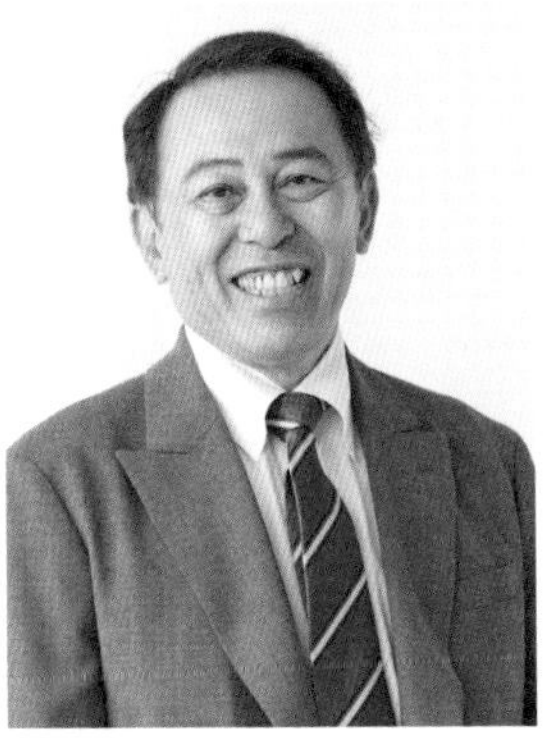

P6ご登場

● **森田《もりた》洋之《ひろゆき》医師**

ひらやまのクリニック院長
〒897-0215　鹿児島県南九州市川辺町平山3778-1
HP：なし

● **児玉《こだま》慎一郎《しんいちろう》医師**

それいゆ会こだま病院理事長
〒665-0841　兵庫県宝塚市御殿山1-3-2
HP：https://www.soreiyu.net/

推薦理由

二人とも患者さんの話にしっかり耳を傾け、寄り添ってくれる医師。目を見て話してくれる。温かい雰囲気がある。もしもわからなければ正直に「わからない」と答え、必要と判断したら他の医師を紹介してくれる。

木村もりよ医師からのご紹介

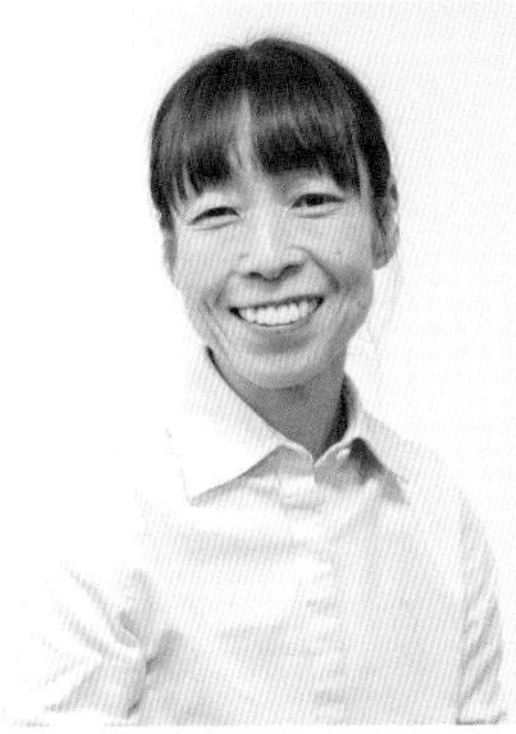

P6、48、54、71ご登場

● **了徳寺《りょうとくじ》剛《たけし》医師**

葛西のかなめクリニック院長
〒134-0083　東京都江戸川区中葛西5-20-14
水戸ビル1階
HP：https://kaname-cl.jp/

推薦理由

血液内科医として12年間の病院勤務後、開業。離島での診療経験もあり、患者のために必要な医療を毎日提供している。コロナ禍を通じて近代医療の問題点も熟知し、自分の住んでいた場所での看取りも積極的に行っている稀有な人間医師。近い将来、地域を担う救急病院を設立するという情熱を持っている。

和田秀樹医師からのご紹介

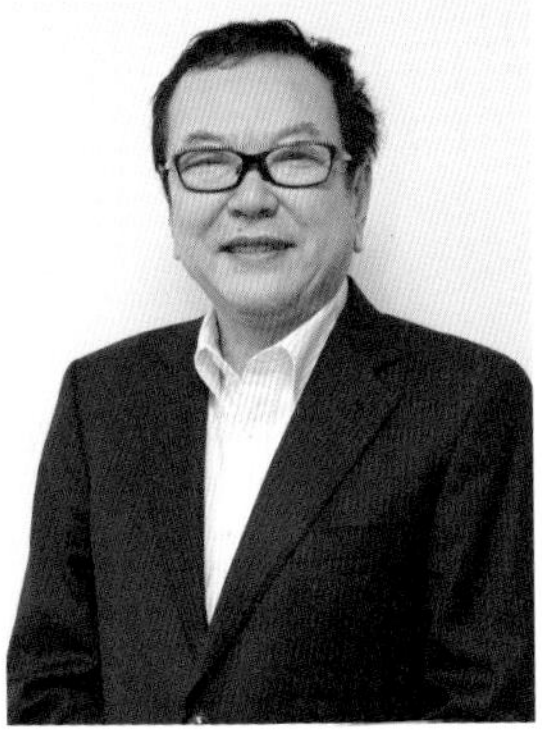

P6、36、71ご登場

● **鎌田《かまた》 實《みのる》医師**

諏訪中央病院名誉院長
〒391-8503　長野県茅野市玉川4300
HP：https://www.suwachuo.jp/

推薦理由

医師による押しつけでなく、患者の自己決定を重視する。場合によっては、医師と患者の合意による共同決定をもくろむ。

● **横内《よこうち》正利《まさとし》医師**

いずみクリニック院長
〒205-0002　東京都羽村市栄町2-6-29
HP：https://www.izumi-cl-hamura.jp/about/

推薦理由

私の浴風会病院時代の内科の師匠。理論より実践を大事にされ、患者さんをトータルで診る視点で、常に現実的によりましな解決法を模索する。

スタッフ

編集スタッフ　熊谷弘之
編集協力　前田守人
表紙デザイン　太田竜郎（CROSS）
撮影　藤谷清美
イラスト　椛沢隆志
もくじ写真　仲間直崇

[私だけの名医]の見つけ方・かかり方

2024年6月24日初版第一刷発行

編集人　安田高弘
発行人　稲瀬治夫
発行所　株式会社エイチアンドアイ
〒101-0047　東京都千代田区内神田2-12-6　内神田OSビル3F
電話　03-3255-5291（代表）　Fax　03-5296-7516
URL　http://www.h-and-i.co.jp/
DTP　朝日メディアインターナショナル株式会社
印刷・製本　中央精版印刷株式会社

乱丁本・落丁本は小社にてお取替えいたします。

ISBN978-4-908110-16-0　C0047 ￥1000